Kuzhina Vegane

Receta të Shijshme dhe të Shëndetshme pa Derivate të Kafshëve

Arjeta Krasniqi

Përmbajtja

Brokoli i pjekur dhe panxhari i kuq 11

Lulelakra e pjekur dhe majdanoz 13

Karota dhe panxhar të pjekur 15

Lakra e pjekur dhe panxhari 17

Brokoli i pjekur në stilin Sichuan 19

Lulelakra e pjekur dhe Kërpudha Shitake 21

Karota të pjekura pikante 23

Lulelakra e pjekur e tymosur 25

Enoki të pjekura dhe kërpudha perle 27

Spinaq i pjekur dhe lakra jeshile 29

Lakërishtë e pjekur dhe brokoli 31

Lakër e pjekur dhe lakër jeshile 34

Kërpudha të pjekura treshe 36

Shparg dhe panxhar të pjekur 38

Lulelakra e pjekur dhe brokoli dhe lakra 40

Lakër fasule dhe lulelakër të pjekur 42

Karota të pjekura dhe patate të ëmbël 44

Lakra vjollce e pjekur dhe brokoli 46

Patate karrota të pjekura me gjalpë dhe mini lakër 49

Patate të pjekura, karrota dhe lakrat e Brukselit 51

Patate të pjekura dhe shparg 53

Asparagus francez të pjekur dhe patate të ëmbla 55

Parsnips të pjekur dhe shparg.. 57

Karota dhe asparagus me gjalpë hudhre të pjekur 59

Asparagus i pjekur me Gjalpë Lime Hudhër 61

Parsnips të pjekur me limon dhe hudhër 63

Rrepa të pjekur dhe shparg... 66

Majdanoz i pjekur i tymosur 68

Brokoli dhe asparagus të pjekura 70

Lulelakra Thai dhe Asparagus te pjekura 72

Asparagus dhe patate të pjekura me limon.............................. 74

Karota dhe rrepa të pjekura me lajthi 76

Panxhar dhe Asparagu italian i pjekur..................................... 78

Root Yucca dhe Asparagus i pjekur.. 80

Panxhar i pjekur, rrepa dhe asparagus 82

Rrënja Yucca dhe panxhari i pjekur 84

Patate me lajthi të pjekura dhe patate të ëmbël....................... 86

Kohlrabi i pjekur dhe Yam Purple.. 89

Yams dhe shparg të pjekur 91

Asparagus të pjekur dhe majdanoz me rrënjë yucca................ 93

Kolrabi i pjekur dhe brokoli 95

Brokoli dhe karota të pjekura - stil aziatik............................... 97

Lakrat e Brukselit me lustër balsamike dhe qepë të pjekura.... 99

Lakër vjollce të pjekur dhe qepë të kuqe 101

Mini lakra e pjekur me kokrra piper ylberi............................ 104

Lakra Napa e pjekur me Glaze Balsamike 106

Lakër savoja të pjekur dhe qepë të kuqe 108

Lakra e kuqe e pjekur me glazurë balsamike 110

Kërpudha Shitake të pjekura me domate qershi 113

Parsnips të pjekur dhe kërpudha me butona me arra makadamia
.... 115

Kërpudha me butona të pjekura me domate qershi dhe arra pishe
.... 117

Patate të pjekura në furrë 119

Spinaq i pjekur dhe majdanoz 121

Lakër jeshile e pjekur dhe patate të ëmbla 123

Lakërishtë dhe karota të pjekura në stilin Sichuan 125

Rrepa dhe qepë të pjekura pikante dhe pikante 127

karota me karrota 130

Spinaq dhe qepë të pjekur pikante 132

Patate të ëmbla dhe spinaq të pjekur 134

Rrepa të pjekura, qepë dhe spinaq 136

Lakërishtë dhe karota të pjekura në gjalpë vegan 138

Brokoli të pjekur dhe spinaq 140

Lulelakër dhe qepë të pjekura të tymosur 142

Panxhar dhe lakër jeshile italiane të pjekura 144

Lakërishtë dhe patate të pjekura 147

Spinaq i pjekur me ullinj 149

Spinaq i pjekur me speca jalapeno 151

Spinaq i pjekur i pjekur 153
Lakër fasule tajlandeze pikante të pjekura 155
Szechuan Spinaq dhe rrepë pikante 157
Karota dhe qepë me lakërishtë tajlandeze 159
embelsira e pjekur dhe patate të ëmbla 162
Yam e bardhë dhe patate të pjekura 164
Parsnips dhe rrepa hungareze 166
Spinaq i thjeshtë i pjekur 168
Spinaq dhe karota të pjekura të Azisë Juglindore 170
Lakër jeshile e pjekur dhe lakrat e Brukselit 172
Spinaq dhe patate të pjekura 174
Patate të ëmbla me kerri dhe lakër jeshile 177
Lakërishtë Jalapeno dhe Parsnip 179
Lakërishtë dhe brokoli në salcën e hudhrës djegës 181
Bok Choy pikante dhe brokoli 183
Spinaq dhe kërpudha shiitake 185
Spinaq dhe patate me pesto 187
Patate të ëmbla të pjekura dhe lakër jeshile 189
Zarzavatet e rrepës dhe rrepat me salcë pesto 191
Chard zvicerane dhe karrota me pesto 193
Bok Choy dhe karota në një salcë me hudhër djegës 195
Zarzavate me rrepë të gatuara ngadalë dhe majdanoz 197
Lakra jeshile dhe brokoli të gatuara ngadalë 198
Endive dhe karota të ziera në pesto 200

Marule rome të ziera dhe lakër Brukseli 202

Endive dhe patate të ziera 203

Zarzavatet e rrepës dhe rrepat e gatuara ngadalë në gjalpë vegan
.... 205

Kale dhe Parsnip Slow Gatuar në gjalpë Vegan 207

Spinaq dhe karrota të stilit kinez 209

Bok Choy dhe karota të ziera 211

Mikro zarzavate dhe patate të gatuara ngadalë 213

Gjethet e lakrës jeshile dhe patatet e gatuara ngadalë 215

Lakër vjollce dhe patate të gatuara ngadalë 217

Lakra e zier dhe karota 218

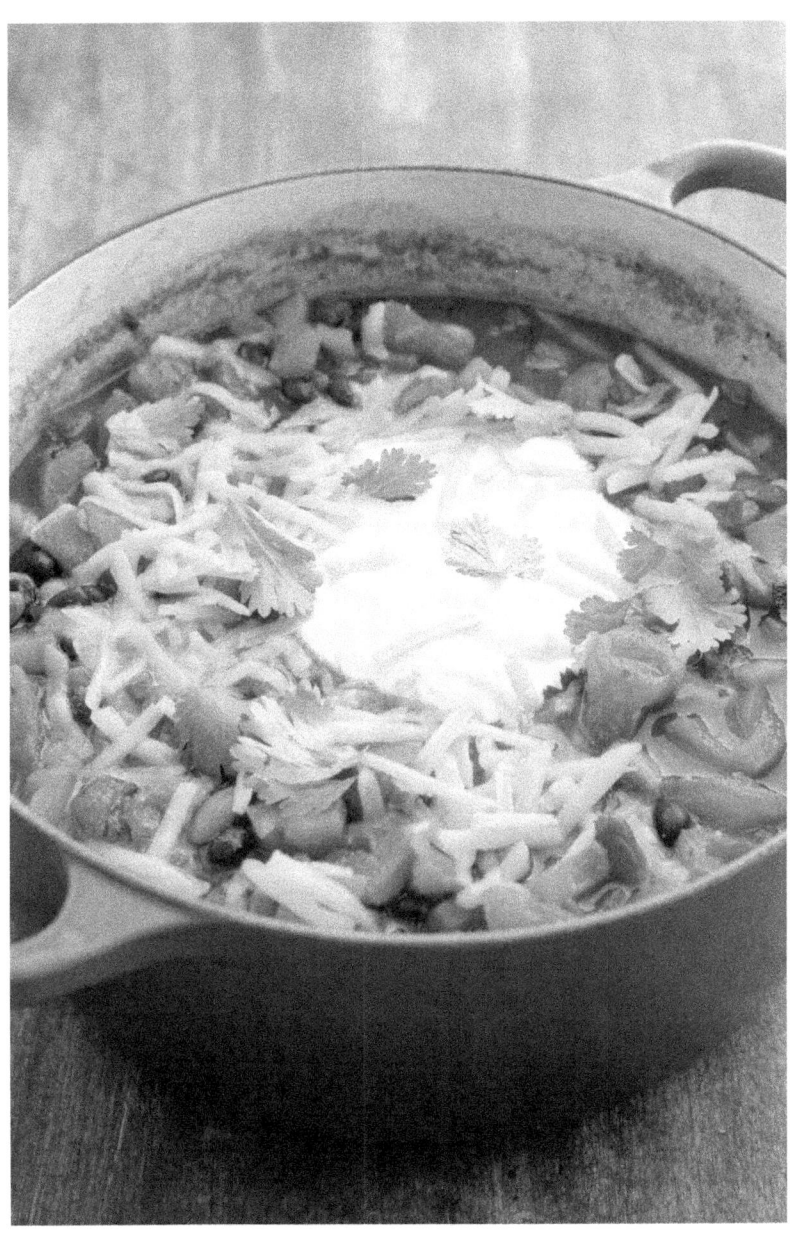

Brokoli i pjekur dhe panxhari i kuq

Përbërësit

1 ½ filxhan lakra brukseli, të prera

1 filxhan copa të mëdha patate

1 filxhan copa të mëdha karrote

1 ½ filxhan lule brokoli

1 filxhan panxhar të kuq në kubikë

1/2 filxhan copa të verdha qepe

2 lugë vaj susami

kripë dhe piper i zi i bluar për shije

Ngrohni furrën tuaj në 425 gradë F (220 gradë C).

Vendoseni raftin në nivelin e dytë më të ulët të furrës.

Hidhni pak ujë të kripur në një tas.

Thitni lakrat e Brukselit në ujë me kripë për 15 minuta dhe kullojini.

Vendosni pjesën tjetër të përbërësve së bashku në një tas.

Përhapni perimet në një shtresë të vetme në një enë pjekjeje.

Piqni derisa perimet të fillojnë të skuqen dhe të gatuhen, rreth 45 minuta.

Lulelakra e pjekur dhe majdanoz

Përbërësit

1 ½ filxhan lakër bebe, të prera

1 filxhan copa të mëdha patate

1 filxhan majdanoz të mëdhenj, të prerë në kubikë

1 ½ filxhan lulelakër lulesh

1 filxhan panxhar të kuq në kubikë

1/2 filxhan copa qepë të kuqe

2 lugë vaj ulliri ekstra të virgjër

kripë dhe piper i zi i bluar për shije

Ngrohni furrën tuaj në 425 gradë F (220 gradë C).

Vendoseni raftin në nivelin e dytë më të ulët të furrës.

Hidhni pak ujë të kripur në një tas.

Lyejeni mini-lakrën në ujë me kripë për 15 minuta dhe kullojeni.

Vendosni pjesën tjetër të përbërësve së bashku në një tas.

Përhapni perimet në një shtresë të vetme në një enë pjekjeje.

Piqni derisa perimet të fillojnë të skuqen dhe të gatuhen, rreth 45 minuta.

Karota dhe panxhar të pjekur

Përbërësit

1 ½ filxhan lakër të purpurt, të prerë

1 filxhan copa patate të ëmbël

1 filxhan copa të mëdha karrote

1 ½ filxhan lulelakër lulesh

1 filxhan panxhar të kuq në kubikë

1/2 filxhan copa qepë të kuqe

2 lugë vaj ulliri ekstra të virgjër

kripë dhe piper i zi i bluar për shije

Ngrohni furrën tuaj në 425 gradë F (220 gradë C).

Vendoseni raftin në nivelin e dytë më të ulët të furrës.

Hidhni pak ujë të kripur në një tas.

Lakrën e purpurt e zhysim në ujë me kripë për 15 minuta dhe e kullojmë.

Vendosni pjesën tjetër të përbërësve së bashku në një tas.

Përhapni perimet në një shtresë të vetme në një enë pjekjeje.

Piqni derisa perimet të fillojnë të skuqen dhe të gatuhen, rreth 45 minuta.

Lakra e pjekur dhe panxhari

Përbërësit

½ filxhan lakra brukseli, të prera

½ filxhan lakër, të prerë

½ filxhan lakër vjollcë

1 filxhan copa të mëdha patate

1 filxhan copa të mëdha karotash ylberi

1 ½ filxhan lulelakër lulesh

1 filxhan panxhar të kuq në kubikë

1/2 filxhan copa qepë të kuqe

2 lugë vaj ulliri ekstra të virgjër

kripë dhe piper i zi i bluar për shije

Ngrohni furrën tuaj në 425 gradë F (220 gradë C).

Vendoseni raftin në nivelin e dytë më të ulët të furrës.

Hidhni pak ujë të kripur në një tas.

Thithni lakrat dhe lakrat e Brukselit në ujë me kripë për 15 minuta dhe kullojini.

Vendosni pjesën tjetër të përbërësve së bashku në një tas.

Përhapni perimet në një shtresë të vetme në një enë pjekjeje.

Piqni derisa perimet të fillojnë të skuqen dhe të gatuhen, rreth 45 minuta.

Brokoli i pjekur në stilin Sichuan

Përbërësit

1 ½ filxhan lakra brukseli, të prera

1 filxhan lule brokoli

1 filxhan copa të mëdha karotash ylberi

1 ½ filxhan lulelakër lulesh

1 filxhan kërpudha butona, të prera në feta

1/2 filxhan copa qepë të kuqe

2 lugë vaj susami

½ lugë. Piper sichuan

kripë

piper i zi i bluar per shije

Ngrohni furrën tuaj në 425 gradë F (220 gradë C).

Vendoseni raftin në nivelin e dytë më të ulët të furrës.

Hidhni pak ujë të kripur në një tas.

Thitni lakrat e Brukselit në ujë me kripë për 15 minuta dhe kullojini.

Vendosni pjesën tjetër të përbërësve së bashku në një tas.

Përhapni perimet në një shtresë të vetme në një enë pjekjeje.

Piqni derisa perimet të fillojnë të skuqen dhe të gatuhen, rreth 45 minuta.

Lulelakra e pjekur dhe Kërpudha Shitake

Përbërësit

1 ½ filxhan lakër bebe, të prera

1 filxhan kërpudha shiitake, të prera në feta

1 filxhan copa të mëdha karotash ylberi

1 ½ filxhan lulelakër lulesh

1 filxhan kërpudha butona, të prera në feta

1/2 filxhan copa qepë të kuqe

2 lugë vaj ulliri ekstra të virgjër

kripë dhe piper i zi i bluar për shije

Ngrohni furrën tuaj në 425 gradë F (220 gradë C).

Vendoseni raftin në nivelin e dytë më të ulët të furrës.

Hidhni pak ujë të kripur në një tas.

Lyejeni mini-lakrën në ujë me kripë për 15 minuta dhe kullojeni.

Vendosni pjesën tjetër të përbërësve së bashku në një tas.

Përhapni perimet në një shtresë të vetme në një enë pjekjeje.

Piqni derisa perimet të fillojnë të skuqen dhe të gatuhen, rreth 45 minuta.

Karota të pjekura pikante

Përbërësit

1 ½ filxhan lakra brukseli, të prera

1 filxhan copa të mëdha patate

1 filxhan copa të mëdha karotash ylberi

1 ½ filxhan lulelakër lulesh

1 filxhan panxhar të kuq në kubikë

1/2 filxhan copa qepë të kuqe

1 C. qimnon

1 C. spec i kuq

2 lugë vaj ulliri ekstra të virgjër

kripë dhe piper i zi i bluar për shije

Ngrohni furrën tuaj në 425 gradë F (220 gradë C).

Vendoseni raftin në nivelin e dytë më të ulët të furrës.

Hidhni pak ujë të kripur në një tas.

Thitni lakrat e Brukselit në ujë me kripë për 15 minuta dhe kullojini.

Vendosni pjesën tjetër të përbërësve së bashku në një tas.

Përhapni perimet në një shtresë të vetme në një enë pjekjeje.

Piqni derisa perimet të fillojnë të skuqen dhe të gatuhen, rreth 45 minuta.

Lulelakra e pjekur e tymosur

Përbërësit

1 ½ filxhan lakër të kuqe, të prerë

1 filxhan copa të mëdha patate

1 filxhan copa të mëdha karotash ylberi

1 ½ filxhan lulelakër lulesh

1 filxhan panxhar të kuq në kubikë

1/2 filxhan copa qepë të kuqe

1 C. qimnon

1 C. farat anatto

1 C. paprika

1 C. pluhur djegës

2 lugë vaj ulliri ekstra të virgjër

kripë dhe piper i zi i bluar për shije

Ngrohni furrën tuaj në 425 gradë F (220 gradë C).

Vendoseni raftin në nivelin e dytë më të ulët të furrës.

Hidhni pak ujë të kripur në një tas.

Thitni lakrat e Brukselit në ujë me kripë për 15 minuta dhe kullojini.

Vendosni pjesën tjetër të përbërësve së bashku në një tas.

Përhapni perimet në një shtresë të vetme në një enë pjekjeje.

Piqni derisa perimet të fillojnë të skuqen dhe të gatuhen, rreth 45 minuta.

Enoki të pjekura dhe kërpudha perle

Përbërësit

1 ½ filxhan lakër bebe, të prera

1 filxhan lule brokoli

1 filxhan kërpudha enoki, të prera në feta

1 ½ filxhan lulelakër lulesh

1 filxhan kërpudha gocë deti

1/2 filxhan copa qepë të kuqe

2 lugë vaj kanola

kripë dhe piper i zi i bluar për shije

Ngrohni furrën tuaj në 425 gradë F (220 gradë C).

Vendoseni raftin në nivelin e dytë më të ulët të furrës.

Hidhni pak ujë të kripur në një tas.

Thitni lakrat e Brukselit në ujë me kripë për 15 minuta dhe kullojini.

Vendosni pjesën tjetër të përbërësve së bashku në një tas.

Përhapni perimet në një shtresë të vetme në një enë pjekjeje.

Piqni derisa perimet të fillojnë të skuqen dhe të gatuhen, rreth 45 minuta.

Spinaq i pjekur dhe lakra jeshile

Përbërësit

1 ½ filxhan lakra brukseli, të prera

1 filxhan spinaq, i prerë në masë

1 filxhan lakër jeshile, të grirë trashë

1 ½ filxhan lule brokoli

1 filxhan lulelakër lulesh

1/2 filxhan copa qepë të kuqe

2 lugë vaj ulliri ekstra të virgjër

Kripë deti për shije

Piper i zi i bluar sipas shijes

Ngrohni furrën tuaj në 425 gradë F (220 gradë C).

Vendoseni raftin në nivelin e dytë më të ulët të furrës.

Hidhni pak ujë të kripur në një tas.

Thitni lakrat e Brukselit në ujë me kripë për 15 minuta dhe kullojini.

Vendosni pjesën tjetër të përbërësve së bashku në një tas.

Përhapni perimet në një shtresë të vetme në një enë pjekjeje.

Piqni derisa perimet të fillojnë të skuqen dhe të gatuhen, rreth 45 minuta.

Lakërishtë e pjekur dhe brokoli

Përbërësit

1 ½ filxhan lakra brukseli, të prera

1 filxhan spinaq, i prerë në masë

1 filxhan lakërishtë, e prerë trashë

1 ½ filxhan lulelakër lulesh

1 filxhan lule brokoli

1/2 filxhan copa qepë të kuqe

2 lugë vaj ulliri ekstra të virgjër

Kripë deti dhe piper ylber i bluar për shije

Ngrohni furrën tuaj në 425 gradë F (220 gradë C).

Vendoseni raftin në nivelin e dytë më të ulët të furrës.

Hidhni pak ujë të kripur në një tas.

Thitni lakrat e Brukselit në ujë me kripë për 15 minuta dhe kullojini.

Vendosni pjesën tjetër të përbërësve së bashku në një tas.

Përhapni perimet në një shtresë të vetme në një enë pjekjeje.

Piqni derisa perimet të fillojnë të skuqen dhe të gatuhen, rreth 45 minuta.

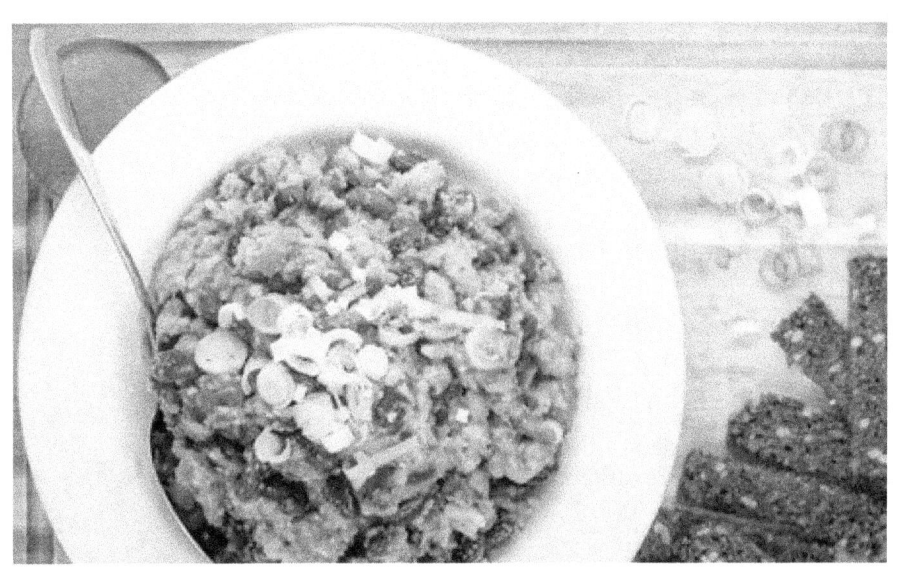

Lakër e pjekur dhe lakër jeshile

Përbërësit

1 ½ filxhan lakër bebe, të prera

1 filxhan lakër jeshile, të grirë trashë

1 filxhan copa të mëdha karotash ylberi

1 ½ filxhan lulelakër lulesh

1 filxhan kërpudha butona, të prera në feta

1/2 filxhan copa qepë të kuqe

2 lugë gjalpë vegan të shkrirë/margarinë

kripë dhe piper i zi i bluar për shije

Ngrohni furrën tuaj në 425 gradë F (220 gradë C).

Vendoseni raftin në nivelin e dytë më të ulët të furrës.

Hidhni pak ujë të kripur në një tas.

Thitni lakrat e Brukselit në ujë me kripë për 15 minuta dhe kullojini.

Vendosni pjesën tjetër të përbërësve së bashku në një tas.

Përhapni perimet në një shtresë të vetme në një enë pjekjeje.

Piqni derisa perimet të fillojnë të skuqen dhe të gatuhen, rreth 45 minuta.

Kërpudha të pjekura treshe

Përbërësit

2 gota lakër fasule, të shpëlarë

1 filxhan kërpudha gocë deti

1 filxhan kërpudha butona, të prera në feta

1 ½ filxhan kërpudha enoki

1/2 filxhan copa qepë të kuqe

2 lugë vaj ulliri ekstra të virgjër

kripë dhe piper i zi i bluar për shije

Ngrohni furrën tuaj në 425 gradë F (220 gradë C).

Vendoseni raftin në nivelin e dytë më të ulët të furrës.

Hidhni pak ujë të kripur në një tas.

I zhysim filizat e fasules ne uje me kripe per 15 minuta dhe i kullojme.

Vendosni pjesën tjetër të përbërësve së bashku në një tas.

Përhapni perimet në një shtresë të vetme në një enë pjekjeje.

Piqni derisa perimet të fillojnë të skuqen dhe të gatuhen, rreth 45 minuta.

Shparg dhe panxhar të pjekur

Përbërësit

1 ½ filxhan lakër të purpurt, të prerë

1 filxhan lakër fasule

1 filxhan këshilla shpargu

1 ½ filxhan lulelakër lulesh

1 filxhan panxhar të kuq në kubikë

1/2 filxhan copa qepë të kuqe

2 lugë vaj susami

Kripë deti dhe piper i zi i bluar për shije

Ngrohni furrën tuaj në 425 gradë F (220 gradë C).

Vendoseni raftin në nivelin e dytë më të ulët të furrës.

Hidhni pak ujë të kripur në një tas.

Lakrën e purpurt e zhysim në ujë me kripë për 15 minuta dhe e kullojmë.

Vendosni pjesën tjetër të përbërësve së bashku në një tas.

Përhapni perimet në një shtresë të vetme në një enë pjekjeje.

Piqni derisa perimet të fillojnë të skuqen dhe të gatuhen, rreth 45 minuta.

Lulelakra e pjekur dhe brokoli dhe lakra

Përbërësit

1 ½ filxhan lakër bebe, të prera

1 filxhan lakër fasule

1 filxhan copa të mëdha karotash ylberi

1 ½ filxhan lulelakër lulesh

1 filxhan lule brokoli

1/2 filxhan copa qepë të kuqe

2 lugë vaj kanola

2 lugë gjelle. Pastë me hudhër me djegës Thai

1 borzilok tajlandez

kripë dhe piper i zi i bluar për shije

Ngrohni furrën tuaj në 425 gradë F (220 gradë C).

Vendoseni raftin në nivelin e dytë më të ulët të furrës.

Hidhni pak ujë të kripur në një tas.

Lyejeni mini-lakrën në ujë me kripë për 15 minuta dhe kullojeni.

Vendosni pjesën tjetër të përbërësve së bashku në një tas.

Përhapni perimet në një shtresë të vetme në një enë pjekjeje.

Piqni derisa perimet të fillojnë të skuqen dhe të gatuhen, rreth 45 minuta.

Lakër fasule dhe lulelakër të pjekur

Përbërësit

1 ½ filxhan lakër fasule, të prera

1 filxhan copa të mëdha patate

1 filxhan copa të mëdha karrote

1 ½ filxhan lulelakër lulesh

1 filxhan panxhar të kuq në kubikë

1/2 filxhan copa qepë të kuqe

1 C. paprika spanjolle

2 lugë vaj ulliri ekstra të virgjër

kripë dhe piper i zi i bluar për shije

Ngrohni furrën tuaj në 425 gradë F (220 gradë C).

Vendoseni raftin në nivelin e dytë më të ulët të furrës.

Hidhni pak ujë të kripur në një tas.

I zhysim filizat e fasules ne uje me kripe per 15 minuta dhe i kullojme.

Vendosni pjesën tjetër të përbërësve së bashku në një tas.

Përhapni perimet në një shtresë të vetme në një enë pjekjeje.

Piqni derisa perimet të fillojnë të skuqen dhe të gatuhen, rreth 45 minuta.

Karota të pjekura dhe patate të ëmbël

Përbërësit

1 ½ filxhan lakër bebe, të prera

1 filxhan copa të mëdha patate

1 filxhan copa të mëdha karotash ylberi

1 ½ filxhan copa patate të ëmbla

1 filxhan majdanoz

1/2 filxhan copa qepë të kuqe

2 lugë vaj ulliri ekstra të virgjër

Kripë deti

Piper ylber për shije

Ngrohni furrën tuaj në 425 gradë F (220 gradë C).

Vendoseni raftin në nivelin e dytë më të ulët të furrës.

Hidhni pak ujë të kripur në një tas.

Lyejeni mini-lakrën në ujë me kripë për 15 minuta dhe kullojeni.

Vendosni pjesën tjetër të përbërësve së bashku në një tas.

Përhapni perimet në një shtresë të vetme në një enë pjekjeje.

Piqni derisa perimet të fillojnë të skuqen dhe të gatuhen, rreth 45 minuta.

Lakra vjollce e pjekur dhe brokoli

Përbërësit

1 ½ filxhan lakër të purpurt, të prerë

1 filxhan copa të mëdha majdanozi

1 filxhan copa të mëdha karotash ylberi

1 ½ filxhan lulelakër lulesh

1 filxhan lule brokoli

1/2 filxhan copa qepë të kuqe

2 lugë vaj kanola

kripë dhe piper i zi i bluar për shije

Ngrohni furrën tuaj në 425 gradë F (220 gradë C).

Vendoseni raftin në nivelin e dytë më të ulët të furrës.

Hidhni pak ujë të kripur në një tas.

Lakrën e purpurt e zhysim në ujë me kripë për 15 minuta dhe e kullojmë.

Vendosni pjesën tjetër të përbërësve së bashku në një tas.

Përhapni perimet në një shtresë të vetme në një enë pjekjeje.

Piqni derisa perimet të fillojnë të skuqen dhe të gatuhen, rreth 45 minuta.

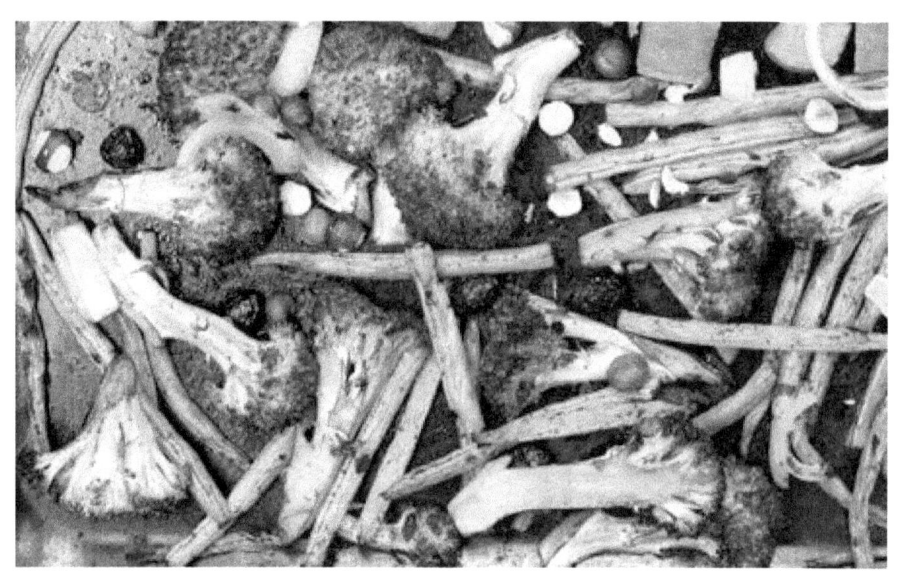

Patate karrota të pjekura me gjalpë dhe mini lakër

Përbërësit

1 ½ filxhan lakër bebe, të prera

1 filxhan copa të mëdha patate

1 filxhan copa të mëdha karrote

1 ½ filxhan lulelakër lulesh

1 filxhan copa patate të ëmbël

1/2 filxhan copa qepë të kuqe

2 lugë gjalpë vegan/margarinë

Kripë deti dhe piper i zi i bluar për shije

Ngrohni furrën tuaj në 425 gradë F (220 gradë C).

Vendoseni raftin në nivelin e dytë më të ulët të furrës.

Hidhni pak ujë të kripur në një tas.

Lyejeni mini-lakrën në ujë me kripë për 15 minuta dhe kullojeni.

Vendosni pjesën tjetër të përbërësve së bashku në një tas.

Përhapni perimet në një shtresë të vetme në një enë pjekjeje.

Piqni derisa perimet të fillojnë të skuqen dhe të gatuhen, rreth 45 minuta.

Patate të pjekura, karrota dhe lakrat e Brukselit

Përbërësit

1 ½ filxhan lakra brukseli, të prera

1 filxhan copa të mëdha patate

1 filxhan copa të mëdha karotash ylberi

1 ½ filxhan majdanoz

1 filxhan patate e embel

¼ filxhan hudhër të grirë

2 lugë gjelle. lëng limoni

2 lugë gjalpë vegan/margarinë

kripë dhe piper i zi i bluar për shije

Ngrohni furrën tuaj në 425 gradë F (220 gradë C).

Vendoseni raftin në nivelin e dytë më të ulët të furrës.

Hidhni pak ujë të kripur në një tas.

Thitni lakrat e Brukselit në ujë me kripë për 15 minuta dhe kullojini.

Vendosni pjesën tjetër të përbërësve së bashku në një tas.

Përhapni perimet në një shtresë të vetme në një enë pjekjeje.

Piqni derisa perimet të fillojnë të skuqen dhe të gatuhen, rreth 45 minuta.

Patate të pjekura dhe shparg

Përbërësit

1 1/2 paund patate, të prera në copa

2 lugë vaj ulliri ekstra të virgjër

12 thelpinj hudhre, te prera holle

1 lugë gjelle. dhe 1 lugë gjelle. rozmarinë e tharë

4 lugë çaji trumzë të thatë

2 lugë çaji kripë deti

1 tufë asparagus të freskët, të prerë dhe të prerë në copa 1 inç

Ngrohni furrën tuaj në 425 gradë F.

Në një enë pjekjeje bashkojmë 5 përbërësit e parë dhe 1/2 e kripës së detit.

Mbulojeni me petë.

Piqeni 20 minuta në furrë.

Përzieni shpargujt, vajin dhe kripën.

Mbulojeni dhe gatuajeni për rreth 15 minuta ose derisa patatet të zbuten.

Rriteni temperaturën e furrës tuaj në 450 gradë F.

Hiqni folenë dhe gatuajeni për 8 minuta, derisa patatet të marrin një ngjyrë kafe të lehtë.

Asparagus francez të pjekur dhe patate të ëmbla

Përbërësit

1 1/2 paund patate të ëmbla, të prera në copa

3 lugë vaj ulliri

12 thelpinj hudhre, te prera holle

1 lugë gjelle. dhe 1 lugë gjelle. rozmarinë e tharë

4 lugë çaji me barishte provansale

2 lugë çaji kripë deti

1 tufë asparagus të freskët, të prerë dhe të prerë në copa 1 inç

Ngrohni furrën tuaj në 425 gradë F.

Në një enë pjekjeje bashkojmë 5 përbërësit e parë dhe 1/2 e kripës së detit.

Mbulojeni me petë.

Piqeni 20 minuta në furrë.

Përzieni shpargujt, vajin dhe kripën.

Mbulojeni dhe gatuajeni për rreth 15 minuta ose derisa patatet e ëmbla të jenë të buta.

Rriteni temperaturën e furrës tuaj në 450 gradë F.

Hiqni folenë dhe gatuajeni për 8 minuta, derisa patatet të marrin një ngjyrë kafe të lehtë.

Parsnips të pjekur dhe shparg

Përbërësit

1 1/2 kile majdanoz, të prerë në copa

2 lugë vaj ulliri ekstra të virgjër

12 thelpinj hudhre, te prera holle

1 lugë gjelle. dhe 1 lugë gjelle. erëza italiane

4 lugë çaji trumzë të thatë

2 lugë çaji kripë deti

1 tufë asparagus të freskët, të prerë dhe të prerë në copa 1 inç

Ngrohni furrën tuaj në 425 gradë F.

Në një enë pjekjeje bashkojmë 5 përbërësit e parë dhe 1/2 e kripës së detit.

Mbulojeni me petë.

Piqeni 20 minuta në furrë.

Përzieni shpargujt, vajin dhe kripën.

Mbulojeni dhe gatuajeni për rreth 15 minuta, ose derisa majdanozi të zbutet.

Rriteni temperaturën e furrës tuaj në 450 gradë F.

Hiqni folenë dhe gatuajeni për 8 minuta, derisa patatet të marrin një ngjyrë kafe të lehtë.

Karota dhe asparagus me gjalpë hudhre të pjekur

Përbërësit

1 1/2 kilogram karrota, të prera në copa

4 lugë gjalpë vegan të shkrirë

12 thelpinj hudhre, te prera holle

1 lugë gjelle. dhe 1 lugë gjelle. rozmarinë e tharë

2 lugë çaji lëng limoni

2 lugë çaji kripë deti

1 tufë asparagus të freskët, të prerë dhe të prerë në copa 1 inç

Ngrohni furrën tuaj në 425 gradë F.

Në një enë pjekjeje bashkojmë 5 përbërësit e parë dhe 1/2 e kripës së detit.

Mbulojeni me petë.

Piqeni 20 minuta në furrë.

Përzieni shpargujt, vajin dhe kripën.

Mbulojeni dhe gatuajeni për rreth 15 minuta ose derisa patatet të zbuten.

Rriteni temperaturën e furrës tuaj në 450 gradë F.

Hiqni folenë dhe gatuajeni për 8 minuta, derisa patatet të marrin një ngjyrë kafe të lehtë.

Asparagus i pjekur me Gjalpë Lime Hudhër

Përbërësit

1 1/2 paund patate, të prera në copa

4 lugë gjalpë vegan/margarinë

12 thelpinj hudhre, te prera holle

2 lugë gjelle. lëng gëlqereje

2 lugë çaji kripë deti

1 tufë asparagus të freskët, të prerë dhe të prerë në copa 1 inç

Ngrohni furrën tuaj në 425 gradë F.

Në një enë pjekjeje bashkojmë 5 përbërësit e parë dhe 1/2 e kripës së detit.

Mbulojeni me petë.

Piqeni 20 minuta në furrë.

Përzieni shpargujt, vajin dhe kripën.

Mbulojeni dhe gatuajeni për rreth 15 minuta ose derisa patatet të zbuten.

Rriteni temperaturën e furrës tuaj në 450 gradë F.

Hiqni folenë dhe gatuajeni për 8 minuta, derisa patatet të marrin një ngjyrë kafe të lehtë.

Parsnips të pjekur me limon dhe hudhër

Përbërësit

1 1/2 kile majdanoz, të prerë në copa

6 lugë gjalpë vegan/margarinë

12 thelpinj hudhre, te prera holle

2 lugë gjelle. lëng limoni

4 lugë çaji trumzë të thatë

2 lugë çaji kripë deti

1 tufë asparagus të freskët, të prerë dhe të prerë në copa 1 inç

Ngrohni furrën tuaj në 425 gradë F.

Në një enë pjekjeje bashkojmë 5 përbërësit e parë dhe 1/2 e kripës së detit.

Mbulojeni me petë.

Piqeni 20 minuta në furrë.

Përzieni shpargujt, vajin dhe kripën.

Mbulojeni dhe gatuajeni për rreth 15 minuta, ose derisa majdanozi të zbutet.

Rriteni temperaturën e furrës tuaj në 450 gradë F.

Hiqni folenë dhe gatuajeni për 8 minuta, derisa patatet të marrin një ngjyrë kafe të lehtë.

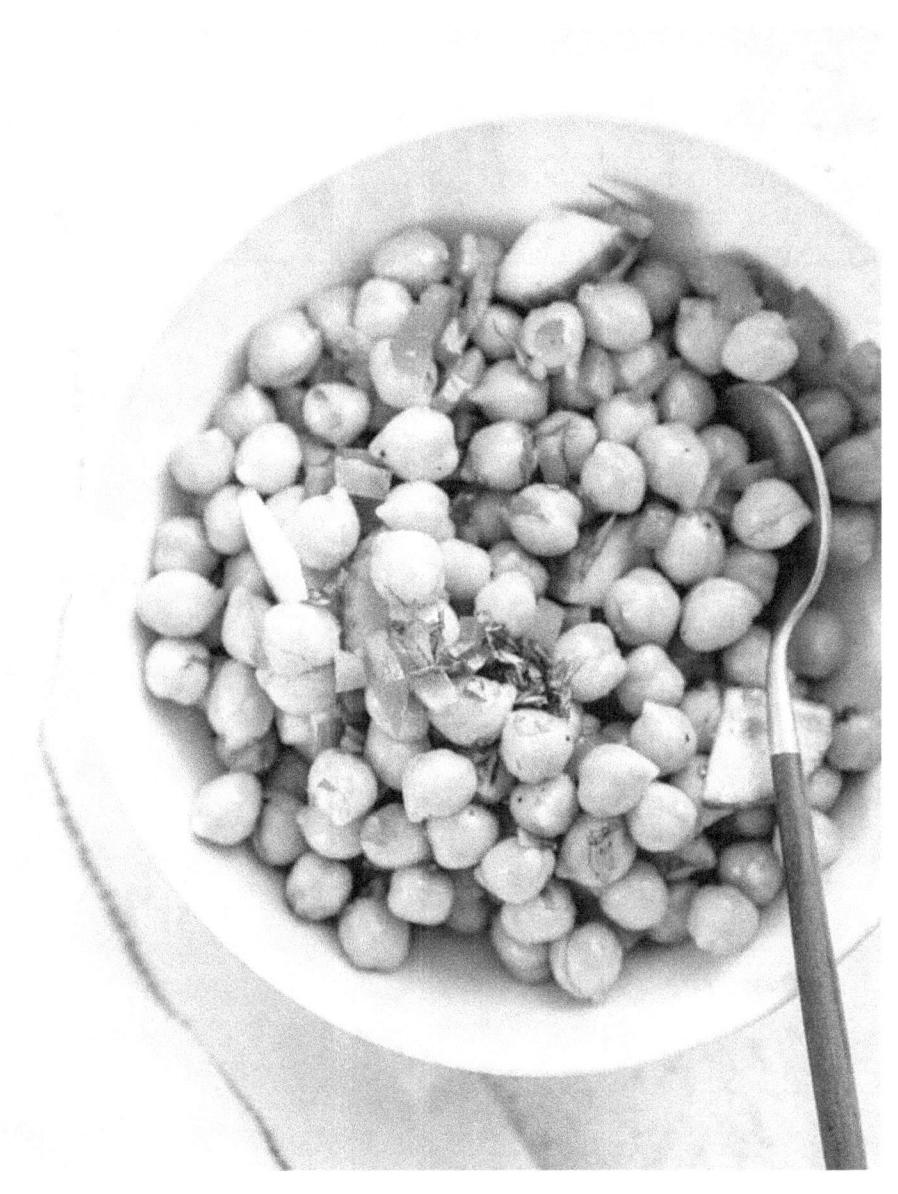

Rrepa të pjekur dhe shparg

Përbërësit

1 1/2 paund rrepë, të prera në copa

2 lugë vaj ulliri ekstra të virgjër

12 thelpinj hudhre, te prera holle

1 lugë gjelle. rozmarinë e tharë

4 lugë çaji trumzë të thatë

2 lugë çaji kripë deti

1 tufë asparagus të freskët, të prerë dhe të prerë në copa 1 inç

Ngrohni furrën tuaj në 425 gradë F.

Në një enë pjekjeje bashkojmë 5 përbërësit e parë dhe 1/2 e kripës së detit.

Mbulojeni me petë.

Piqeni 20 minuta në furrë.

Përzieni shpargujt, vajin dhe kripën.

Mbulojeni dhe gatuajeni për rreth 15 minuta ose derisa rrepat të zbuten.

Rriteni temperaturën e furrës tuaj në 450 gradë F.

Hiqni folenë dhe gatuajeni për 8 minuta, derisa patatet të marrin një ngjyrë kafe të lehtë.

Majdanoz i pjekur i tymosur

Përbërësit

1 1/2 kile majdanoz, të prerë në copa

4 lugë vaj ulliri ekstra të virgjër

12 thelpinj hudhre, te prera holle

1 lugë gjelle. paprika

1 lugë çaji qimnon

2 lugë çaji kripë deti

1 tufë asparagus të freskët, të prerë dhe të prerë në copa 1 inç

Ngrohni furrën tuaj në 425 gradë F.

Në një enë pjekjeje bashkojmë 5 përbërësit e parë dhe 1/2 e kripës së detit.

Mbulojeni me petë.

Piqeni 20 minuta në furrë.

Përzieni shpargujt, vajin dhe kripën.

Mbulojeni dhe gatuajeni për rreth 15 minuta, ose derisa majdanozi të zbutet.

Rriteni temperaturën e furrës tuaj në 450 gradë F.

Hiqni folenë dhe gatuajeni për 8 minuta, derisa patatet të marrin një ngjyrë kafe të lehtë.

Brokoli dhe asparagus të pjekura

Përbërësit

1 1/2 kilogram brokoli, i prerë në copa

3 lugë vaj ulliri ekstra të virgjër

12 thelpinj hudhre, te prera holle

1 lugë gjelle. dhe 1 lugë gjelle. rozmarinë e tharë

4 lugë çaji trumzë të thatë

2 lugë çaji kripë deti

1 tufë asparagus të freskët, të prerë dhe të prerë në copa 1 inç

Ngrohni furrën tuaj në 425 gradë F.

Në një enë pjekjeje bashkojmë 5 përbërësit e parë dhe 1/2 e kripës së detit.

Mbulojeni me petë.

Piqeni 20 minuta në furrë.

Përzieni shpargujt, vajin dhe kripën.

Mbulojeni dhe gatuajeni për rreth 15 minuta ose derisa brokoli të jetë i butë.

Rriteni temperaturën e furrës tuaj në 450 gradë F.

Hiqni folenë dhe gatuajeni për 8 minuta, derisa patatet të marrin një ngjyrë kafe të lehtë.

Lulelakra Thai dhe Asparagus te pjekura

Përbërësit

1 1/2 paund lulelakër, të prerë në copa

2 lugë vaj susami

10 thelpinj hudhre, te prera holle

1 lugë gjelle. Pastë me hudhër me djegës Thai

2 lugë çaji borzilok të freskët tajlandez të copëtuar

2 lugë çaji kripë deti

1 tufë asparagus të freskët, të prerë dhe të prerë në copa 1 inç

Ngrohni furrën tuaj në 425 gradë F.

Në një enë pjekjeje bashkojmë 5 përbërësit e parë dhe 1/2 e kripës së detit.

Mbulojeni me petë.

Piqeni 20 minuta në furrë.

Përzieni shpargujt, vajin dhe kripën.

Mbulojeni dhe gatuajeni për rreth 15 minuta ose derisa lulelakra të jetë e butë.

Rriteni temperaturën e furrës tuaj në 450 gradë F.

Hiqni folenë dhe gatuajeni për 8 minuta, derisa patatet të marrin një ngjyrë kafe të lehtë.

Asparagus dhe patate të pjekura me limon

Përbërësit

1 1/2 paund patate, të prera në copa

2 lugë gjalpë vegan ose margarinë

12 thelpinj hudhre, te prera holle

1 lugë gjelle. lëng limoni

1 C. farat anatto

2 lugë çaji kripë deti

1 tufë asparagus të freskët, të prerë dhe të prerë në copa 1 inç

Ngrohni furrën tuaj në 425 gradë F.

Në një enë pjekjeje bashkojmë 5 përbërësit e parë dhe 1/2 e kripës së detit.

Mbulojeni me petë.

Piqeni 20 minuta në furrë.

Përzieni shpargujt, vajin dhe kripën.

Mbulojeni dhe gatuajeni për rreth 15 minuta ose derisa patatet të zbuten.

Rriteni temperaturën e furrës tuaj në 450 gradë F.

Hiqni folenë dhe gatuajeni për 8 minuta, derisa patatet të marrin një ngjyrë kafe të lehtë.

Karota dhe rrepa të pjekura me lajthi

Përbërësit

1/2 kile rrepa, të prera në copa

½ kile karota, të prera në copa

½ kile patate, të prera në copa

2 lugë vaj susami

10 thelpinj hudhre, te prera holle

1 C. 5 erëza kineze pluhur

2 lugë çaji kripë deti

1 tufë asparagus të freskët, të prerë dhe të prerë në copa 1 inç

Ngrohni furrën tuaj në 425 gradë F.

Në një enë pjekjeje bashkojmë 6 përbërësit e parë dhe 1/2 e kripës së detit.

Mbulojeni me petë.

Piqeni 20 minuta në furrë.

Përzieni shpargujt, vajin dhe kripën.

Mbulojeni dhe gatuajeni për rreth 15 minuta ose derisa patatet të zbuten.

Rriteni temperaturën e furrës tuaj në 450 gradë F.

Hiqni folenë dhe gatuajeni për 8 minuta, derisa patatet të marrin një ngjyrë kafe të lehtë.

Panxhar dhe Asparagu italian i pjekur

Përbërësit

1 1/2 paund panxhar, të prerë në copa

2 lugë vaj ulliri ekstra të virgjër

12 thelpinj hudhre, te prera holle

1 C. erëza italiane

4 lugë çaji trumzë të thatë

2 lugë çaji kripë deti

1 tufë asparagus të freskët, të prerë dhe të prerë në copa 1 inç

Ngrohni furrën tuaj në 425 gradë F.

Në një enë pjekjeje bashkojmë 5 përbërësit e parë dhe 1/2 e kripës së detit.

Mbulojeni me petë.

Piqeni 20 minuta në furrë.

Përzieni shpargujt, vajin dhe kripën.

Mbulojeni dhe gatuajeni për rreth 15 minuta ose derisa panxhari të zbutet.

Rriteni temperaturën e furrës tuaj në 450 gradë F.

Hiqni folenë dhe gatuajeni për 8 minuta, derisa patatet të marrin një ngjyrë kafe të lehtë.

Root Yucca dhe Asparagus i pjekur

Përbërësit

½ kile rrënjë yucca, e prerë në copa

1/2 kile patate, të prera në copa

2 lugë vaj ulliri ekstra të virgjër

12 thelpinj hudhre, te prera holle

4 lugë çaji me barishte provansale

2 lugë çaji kripë deti

1 tufë asparagus të freskët, të prerë dhe të prerë në copa 1 inç

Ngrohni furrën tuaj në 425 gradë F.

Në një enë pjekjeje bashkojmë 6 përbërësit e parë dhe 1/2 e kripës së detit.

Mbulojeni me petë.

Piqeni 20 minuta në furrë.

Përzieni shpargujt, vajin dhe kripën.

Mbulojeni dhe gatuajeni për rreth 15 minuta, ose derisa patatet dhe rrënja e jukës të jenë të buta.

Rriteni temperaturën e furrës tuaj në 450 gradë F.

Hiqni folenë dhe gatuajeni për 8 minuta, derisa patatet të marrin një ngjyrë kafe të lehtë.

Panxhar i pjekur, rrepa dhe asparagus

Përbërësit

1/2 kile karota, të prera në copa

½ kile panxhar, të prerë në copa

½ kile rrepa, të prera në copa

2 lugë vaj ulliri ekstra të virgjër

12 thelpinj hudhre, te prera holle

1 lugë gjelle. dhe 1 lugë gjelle. rozmarinë e tharë

4 lugë çaji trumzë të thatë

2 lugë çaji kripë deti

1 tufë asparagus të freskët, të prerë dhe të prerë në copa 1 inç

Ngrohni furrën tuaj në 425 gradë F.

Në një enë pjekjeje bashkojmë 7 përbërësit e parë dhe 1/2 e kripës së detit.

Mbulojeni me petë.

Piqeni 20 minuta në furrë.

Përzieni shpargujt, vajin dhe kripën.

Mbulojeni dhe gatuajeni për rreth 15 minuta, ose derisa perimet me rrënjë të jenë të buta.

Rriteni temperaturën e furrës tuaj në 450 gradë F.

Hiqni folenë dhe gatuajeni për 8 minuta, derisa patatet të marrin një ngjyrë kafe të lehtë.

Rrënja Yucca dhe panxhari i pjekur

Përbërësit

1/2 kile panxhar të copëtuar

½ kile rrënjë yucca, e prerë në copa

½ kile rrepa, të prera në copa

2 lugë vaj ulliri ekstra të virgjër

12 thelpinj hudhre, te prera holle

1 lugë gjelle. dhe 1 lugë gjelle. rozmarinë e tharë

4 lugë çaji trumzë të thatë

2 lugë çaji kripë deti

1 tufë asparagus të freskët, të prerë dhe të prerë në copa 1 inç

Ngrohni furrën tuaj në 425 gradë F.

Në një enë pjekjeje bashkojmë 7 përbërësit e parë dhe 1/2 e kripës së detit.

Mbulojeni me petë.

Piqeni 20 minuta në furrë.

Përzieni shpargujt, vajin dhe kripën.

Mbulojeni dhe gatuajeni për rreth 15 minuta, ose derisa perimet me rrënjë të jenë të buta.

Rriteni temperaturën e furrës tuaj në 450 gradë F.

Hiqni folenë dhe gatuajeni për 8 minuta, derisa patatet të marrin një ngjyrë kafe të lehtë.

Patate me lajthi të pjekura dhe patate të ëmbël

Përbërësit

1/2 kile patate, të prera në copa

½ kile patate të ëmbla, të prera në copa

2 lugë vaj arrë makadamia

12 thelpinj hudhre, te prera holle

1 lugë gjelle. dhe 1 lugë gjelle. Bimët e Provence

2 lugë çaji kripë deti

1 tufë asparagus të freskët, të prerë dhe të prerë në copa 1 inç

Ngrohni furrën tuaj në 425 gradë F.

Në një enë pjekjeje bashkojmë 6 përbërësit e parë dhe 1/2 e kripës së detit.

Mbulojeni me petë.

Piqeni 20 minuta në furrë.

Përzieni shpargujt, vajin dhe kripën.

Mbulojeni dhe gatuajeni për rreth 15 minuta, ose derisa perimet me rrënjë të jenë të buta.

Rriteni temperaturën e furrës tuaj në 450 gradë F.

Hiqni folenë dhe gatuajeni për 8 minuta, derisa patatet të marrin një ngjyrë kafe të lehtë.

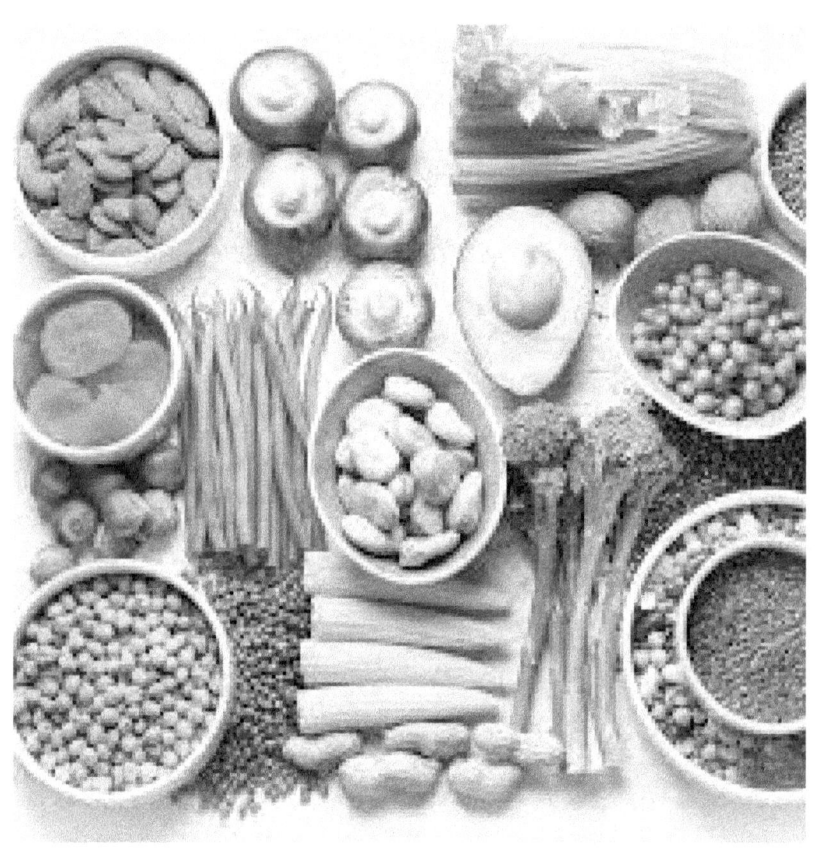

Kohlrabi i pjekur dhe Yam Purple

Përbërësit

1/2 kile patate, të prera në copa

½ kile kohlrabi, i prerë në copa

½ kile patate e shijshme vjollce, e prerë në copa

2 lugë vaj ulliri ekstra të virgjër

12 thelpinj hudhre, te prera holle

1 lugë gjelle. dhe 1 lugë gjelle. rozmarinë e tharë

4 lugë çaji trumzë të thatë

2 lugë çaji kripë deti

1 tufë asparagus të freskët, të prerë dhe të prerë në copa 1 inç

Ngrohni furrën tuaj në 425 gradë F.

Në një enë pjekjeje bashkojmë 7 përbërësit e parë dhe 1/2 e kripës së detit.

Mbulojeni me petë.

Piqeni 20 minuta në furrë.

Përzieni shpargujt, vajin dhe kripën.

Mbulojeni dhe gatuajeni për rreth 15 minuta, ose derisa perimet me rrënjë të jenë të buta.

Rriteni temperaturën e furrës tuaj në 450 gradë F.

Hiqni folenë dhe gatuajeni për 8 minuta, derisa patatet të marrin një ngjyrë kafe të lehtë.

Yams dhe shparg të pjekur

Përbërësit

1/2 kile patate, të prera në copa

½ kile embelsira e bardhë, e prerë në copa

½ kile patate e ëmbël

2 lugë vaj ulliri kanola

12 thelpinj hudhre, te prera holle

2 lugë gjelle. erëza italiane

2 lugë çaji kripë deti

1 tufë asparagus të freskët, të prerë dhe të prerë në copa 1 inç

Ngrohni furrën tuaj në 425 gradë F.

Në një enë pjekjeje bashkojmë 6 përbërësit e parë dhe 1/2 e kripës së detit.

Mbulojeni me petë.

Piqeni 20 minuta në furrë.

Përzieni shpargujt, vajin dhe kripën.

Mbulojeni dhe gatuajeni për rreth 15 minuta, ose derisa perimet me rrënjë të jenë të buta.

Rriteni temperaturën e furrës tuaj në 450 gradë F.

Hiqni folenë dhe gatuajeni për 8 minuta, derisa patatet të marrin një ngjyrë kafe të lehtë.

Asparagus të pjekur dhe majdanoz me rrënjë yucca

Përbërësit

1 kile karota, të prera në copa

½ kile majdanoz, të prerë në copa

½ kile rrënjë yucca

2 lugë vaj ulliri ekstra të virgjër

12 thelpinj hudhre, te prera holle

1 lugë gjelle. dhe 1 lugë gjelle. rozmarinë e tharë

4 lugë çaji trumzë të thatë

2 lugë çaji kripë deti

1 tufë asparagus të freskët, të prerë dhe të prerë në copa 1 inç

Ngrohni furrën tuaj në 425 gradë F.

Në një enë pjekjeje bashkojmë 7 përbërësit e parë dhe 1/2 e kripës së detit.

Mbulojeni me petë.

Piqeni 20 minuta në furrë.

Përzieni asparagun, vajin e ullirit dhe kripën.

Mbulojeni dhe gatuajeni për rreth 15 minuta, ose derisa perimet me rrënjë të jenë të buta.

Rriteni temperaturën e furrës tuaj në 450 gradë F.

Hiqni folenë dhe gatuajeni për 8 minuta, derisa patatet të marrin një ngjyrë kafe të lehtë.

Kolrabi i pjekur dhe brokoli

Përbërësit

1/2 kile kohlrabi, i prerë në copa

½ kile karota, të prera në copa

½ kile brokoli

2 lugë vaj ulliri ekstra të virgjër

12 thelpinj hudhre, te prera holle

1 lugë gjelle. dhe 1 lugë gjelle. rozmarinë e tharë

4 lugë çaji trumzë të thatë

2 lugë çaji kripë deti

1 tufë asparagus të freskët, të prerë dhe të prerë në copa 1 inç

Ngrohni furrën tuaj në 425 gradë F.

Në një enë pjekjeje bashkojmë 7 përbërësit e parë dhe 1/2 e kripës së detit.

Mbulojeni me petë.

Piqeni 20 minuta në furrë.

Përzieni asparagun, vajin e ullirit dhe kripën.

Mbulojeni dhe gatuajeni për rreth 15 minuta, ose derisa perimet me rrënjë të jenë të buta.

Rriteni temperaturën e furrës tuaj në 450 gradë F.

Hiqni folenë dhe gatuajeni për 8 minuta, derisa patatet të marrin një ngjyrë kafe të lehtë.

Brokoli dhe karota të pjekura - stil aziatik

Përbërësit

½ kile karota, të prera në copa

½ kile brokoli, i prerë në copa

½ kile lulelakër, të prerë në copa

2 lugë vaj susami

12 thelpinj hudhre, te prera holle

1 lugë gjelle. dhe 1 lugë gjelle. xhenxhefil, i grirë

4 lugë çaji qepë

2 lugë çaji kripë deti

1 tufë asparagus të freskët, të prerë dhe të prerë në copa 1 inç

Ngrohni furrën tuaj në 425 gradë F.

Në një enë pjekjeje bashkojmë 7 përbërësit e parë dhe 1/2 e kripës së detit.

Mbulojeni me petë.

Piqeni 20 minuta në furrë.

Përzieni asparagun, vajin e ullirit dhe kripën.

Mbulojeni dhe gatuajeni për rreth 15 minuta ose derisa patatet të zbuten.

Rriteni temperaturën e furrës tuaj në 450 gradë F.

Hiqni folenë dhe gatuajeni për 8 minuta, derisa patatet të marrin një ngjyrë kafe të lehtë.

Lakrat e Brukselit me lustër balsamike dhe qepë të pjekura

Përbërësit

1 pako (16 ons) lakër të freskëta Brukseli

2 qepë të vogla të kuqe, të prera hollë

¼ filxhan dhe 1 lugë gjelle. vaj ulliri ekstra i virgjër, i ndarë

1/4 lugë kripë deti

1/4 lugë çaji piper ylber

1 qepe, e prerë

1/4 filxhan uthull balsamike

1 lugë rozmarinë e freskët e copëtuar

Ngrohni furrën tuaj në 425 gradë F (220 gradë C).

Lyejeni me gjalpë një vakt që po shkon në furrë.

Kombinoni lakrat e Brukselit dhe qepën në një tas

Shtoni 4 lugë vaj ulliri, kripë dhe piper kokrra

Hidheni të lyhet dhe shpërndani përzierjen e filizave mbi tigan.

Piqni derisa lakra dhe qepa të jenë të buta, rreth 25 deri në 30 minuta.

Ngrohni lugën e mbetur të vajit të ullirit në një tigan të vogël mbi nxehtësinë mesatare-të lartë

Skuqini qepujt derisa të zbuten, rreth 5 minuta.

Shtoni uthull balsamike dhe gatuajeni derisa glazura të pakësohet, rreth 5 minuta.

Shtoni rozmarinën në glazurën balsamike dhe derdhni mbi lakër.

Lakër vjollce të pjekur dhe qepë të kuqe

Përbërësit

1 paketë (16 ons) lakër të freskët ngjyrë vjollce, të prerë në katër pjesë

2 qepë të vogla të kuqe, të prera hollë

¼ filxhan dhe 1 lugë gjelle. vaj ulliri ekstra i virgjër, i ndarë

1/4 lugë kripë deti

1/4 lugë çaji piper i zi i bluar

1 qepe, e prerë

1/4 filxhan uthull vere të kuqe

1 lugë rozmarinë e freskët e copëtuar

Ngrohni furrën tuaj në 425 gradë F (220 gradë C).

Lyejeni me gjalpë një vakt që po shkon në furrë.

Përzieni lakrën dhe qepën në një tas

Shtoni 4 lugë vaj ulliri, kripë dhe piper kokrra

Hidheni të lyhet dhe shpërndani përzierjen e filizave mbi tigan.

Piqni derisa lakra dhe qepa të jenë të buta, rreth 25 deri në 30 minuta.

Ngrohni lugën e mbetur të vajit të ullirit në një tigan të vogël mbi nxehtësinë mesatare-të lartë

Skuqini qepujt derisa të zbuten, rreth 5 minuta.

Shtoni uthull dhe gatuajeni derisa glazura të zvogëlohet, rreth 5 minuta.

Shtoni rozmarinën në glazurën balsamike dhe derdhni mbi lakër.

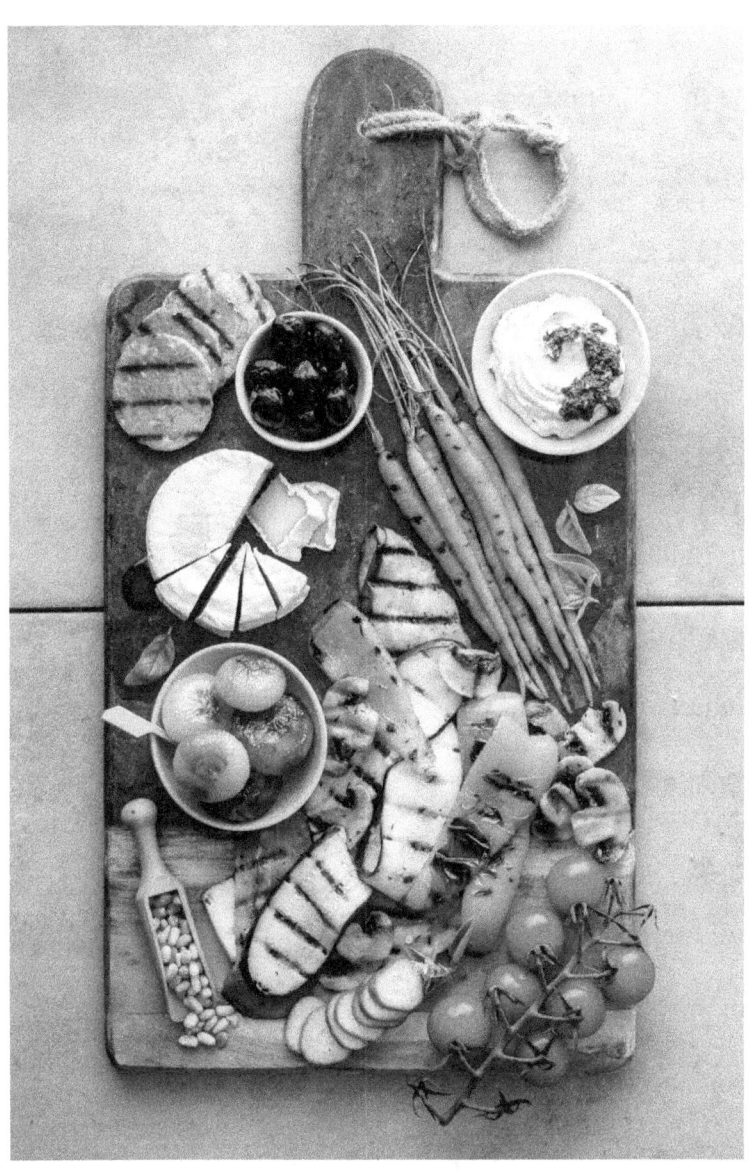

Mini lakra e pjekur me kokrra piper ylberi

Përbërësit

1 paketë (16 ons) lakër të freskët për fëmijë

2 qepë të vogla të kuqe, të prera hollë

¼ filxhan dhe 1 lugë gjelle. vaj ulliri ekstra i virgjër, i ndarë

1/4 lugë kripë deti

1/4 lugë çaji piper ylber

1 qepe, e prerë

1/4 filxhan uthull balsamike

1 C. Bimët e Provence

Ngrohni furrën tuaj në 425 gradë F (220 gradë C).

Lyejeni me gjalpë një vakt që po shkon në furrë.

Përzieni lakrën dhe qepën në një tas

Shtoni 4 lugë vaj ulliri, kripë dhe piper kokrra

Hidheni të lyhet dhe shpërndani përzierjen e filizave mbi tigan.

Piqni derisa lakra dhe qepa të jenë të buta, rreth 25 deri në 30 minuta.

Ngrohni lugën e mbetur të vajit të ullirit në një tigan të vogël mbi nxehtësinë mesatare-të lartë

Skuqini qepujt derisa të zbuten, rreth 5 minuta.

Shtoni uthull balsamike dhe gatuajeni derisa glazura të pakësohet, rreth 5 minuta.

Shtoni Herbes de Provence në glazurën balsamike dhe derdhni mbi lakër.

Lakra Napa e pjekur me Glaze Balsamike

Përbërësit

1 pako (16 ons) lakër të freskët Napa

2 qepë të vogla të kuqe, të prera hollë

¼ filxhan dhe 1 lugë gjelle. vaj ulliri ekstra i virgjër, i ndarë

1/4 lugë kripë deti

1/4 lugë çaji piper ylber

1 qepe, e prerë

1/4 filxhan uthull balsamike

1 C. erëza italiane

Ngrohni furrën tuaj në 425 gradë F (220 gradë C).

Lyejeni me gjalpë një vakt që po shkon në furrë.

Përzieni lakrën dhe qepën në një tas

Shtoni 4 lugë vaj ulliri, kripë dhe piper kokrra

Hidheni të lyhet dhe shpërndani përzierjen e filizave mbi tigan.

Piqni derisa lakra dhe qepa të jenë të buta, rreth 25 deri në 30 minuta.

Ngrohni lugën e mbetur të vajit të ullirit në një tigan të vogël mbi nxehtësinë mesatare-të lartë

Skuqini qepujt derisa të zbuten, rreth 5 minuta.

Shtoni uthull balsamike dhe gatuajeni derisa glazura të pakësohet, rreth 5 minuta.

Shtoni erëza italiane në glazurën balsamike dhe derdhni mbi lakër.

Lakër savoja të pjekur dhe qepë të kuqe

Përbërësit

1 pako (16 ons) lakër të freskët savoja

2 qepë të vogla të kuqe, të prera hollë

¼ filxhan dhe 1 lugë gjelle. vaj ulliri ekstra i virgjër, i ndarë

1/4 lugë kripë deti

1/4 lugë çaji kokrra piper të zi

1 qepe, e prerë

1/4 filxhan uthull vere të bardhë

1 lugë rozmarinë e freskët e copëtuar

Ngrohni furrën tuaj në 425 gradë F (220 gradë C).

Lyejeni me gjalpë një vakt që po shkon në furrë.

Përzieni lakrën dhe qepën në një tas

Shtoni 4 lugë vaj ulliri, kripë dhe piper kokrra

Hidheni të lyhet dhe shpërndani përzierjen e filizave mbi tigan.

Piqni derisa lakra dhe qepa të jenë të buta, rreth 25 deri në 30 minuta.

Ngrohni lugën e mbetur të vajit të ullirit në një tigan të vogël mbi nxehtësinë mesatare-të lartë

Skuqini qepujt derisa të zbuten, rreth 5 minuta.

Shtoni uthullën e verës së bardhë dhe gatuajeni derisa të pakësohet glazura, rreth 5 minuta.

Shtoni rozmarinën në glazurën balsamike dhe derdhni mbi lakër.

Lakra e kuqe e pjekur me glazurë balsamike

Përbërësit

1 paketë (16 ons) lakër të kuqe të freskët

2 qepë të vogla të kuqe, të prera hollë

¼ filxhan dhe 1 lugë gjelle. vaj ulliri ekstra i virgjër, i ndarë

1/4 lugë kripë deti

1/4 lugë çaji piper ylber

1 qepe, e prerë

1/4 filxhan uthull balsamike

1 lugë gjelle trumzë e freskët e copëtuar

Ngrohni furrën tuaj në 425 gradë F (220 gradë C).

Lyejeni me gjalpë një vakt që po shkon në furrë.

Përzieni lakrën dhe qepën në një tas

Shtoni 4 lugë vaj ulliri, kripë dhe piper kokrra

Hidheni të lyhet dhe shpërndani përzierjen e filizave mbi tigan.

Piqni derisa lakra dhe qepa të jenë të buta, rreth 25 deri në 30 minuta.

Ngrohni lugën e mbetur të vajit të ullirit në një tigan të vogël mbi nxehtësinë mesatare-të lartë

Skuqini qepujt derisa të zbuten, rreth 5 minuta.

Shtoni uthull balsamike dhe gatuajeni derisa glazura të pakësohet, rreth 5 minuta.

Shtoni trumzën në glazurën balsamike dhe derdhni mbi lakër.

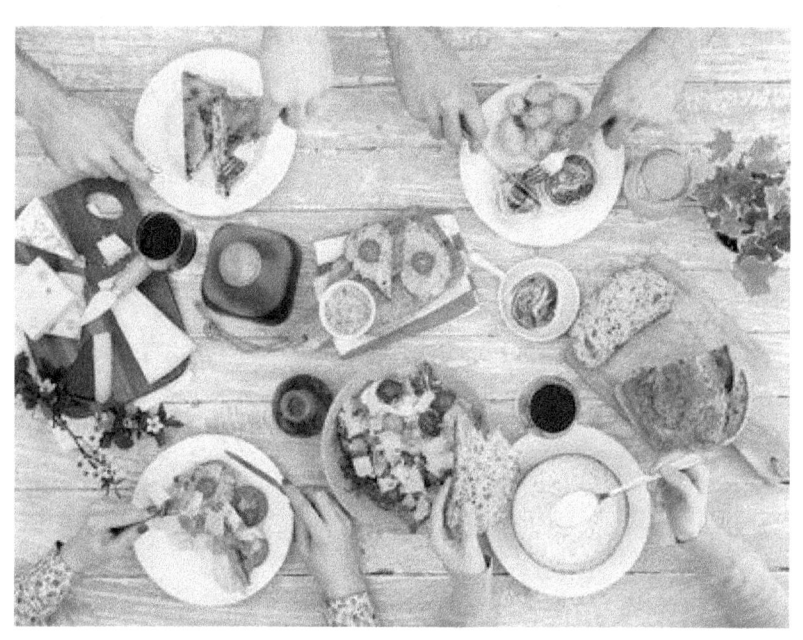

Kërpudha Shitake të pjekura me domate qershi

Përbërësit

1 kile rrepa, e pergjysmuar

2 lugë vaj ulliri ekstra të virgjër

1/2 paund kërpudha shiitake

8 thelpinj hudhër të paqëruar

3 lugë vaj susami

kripë deti dhe piper i zi i bluar për shije

1/4 kile domate qershi

3 lugë shqeme të pjekura

1/4 kile spinaq, i prerë në feta hollë

Ngrohni furrën tuaj në 425 gradë F.

Përhapni patatet në një tigan

I lyejmë me 2 lugë vaj dhe i pjekim për 15 minuta duke e kthyer një herë.

Shtoni kërpudhat nga ana e kërcellit lart

Shtoni thelpinjtë e hudhrës në tigan dhe gatuajeni derisa të skuqen lehtë

Spërkateni me 1 lugë gjelle vaj susami dhe rregulloni me kripë deti dhe piper të zi.

Kthejeni në furrë dhe gatuajeni për 5 minuta.

Shtoni domatet qershi në tigan.

Kthejeni në furrë dhe gatuajeni derisa kërpudhat të zbuten, 5 min.

Spërkatni shqeme mbi patate dhe kërpudha.

Shërbejeni me spinaq.

Parsnips të pjekur dhe kërpudha me butona me arra makadamia

Përbërësit

1 kile majdanoz, të përgjysmuar

2 lugë vaj ulliri ekstra të virgjër

1/2 kile kërpudha butona

8 thelpinj hudhër të paqëruar

2 lugë trumzë të freskët të copëtuar

1 lugë gjelle vaj ulliri ekstra i virgjër

kripë deti dhe piper i zi i bluar për shije

1/4 kile domate qershi

3 lugë arra makadamia të pjekura

1/4 kile spinaq, i prerë në feta hollë

Ngrohni furrën tuaj në 425 gradë F.

Përhapni majdanozët në një tigan

I lyejmë me 2 lugë vaj ulliri dhe i pjekim për 15 minuta duke e kthyer një herë.

Shtoni kërpudhat nga ana e kërcellit lart

Shtoni thelpinjtë e hudhrës në tigan dhe gatuajeni derisa të skuqen lehtë

Spërkateni me trumzë.

Spërkateni me 1 lugë gjelle vaj ulliri dhe rregulloni me kripë deti dhe piper të zi.

Kthejeni në furrë dhe gatuajeni për 5 minuta.

Shtoni domatet qershi në tigan.

Kthejeni në furrë dhe gatuajeni derisa kërpudhat të zbuten, 5 min.

Spërkatni arra makadamia mbi patate dhe kërpudha.

Shërbejeni me spinaq.

Kërpudha me butona të pjekura me domate qershi dhe arra pishe

Përbërësit

1 kile patate, të përgjysmuara

2 lugë vaj ulliri ekstra të virgjër

1/2 kile kërpudha butona

8 thelpinj hudhër të paqëruar

2 lugë gjelle. qimnon

1 C. farë annatto

½ lugë. spec i kuq

1 lugë gjelle vaj ulliri ekstra i virgjër

kripë deti dhe piper i zi i bluar për shije

1/4 kile domate qershi

3 lugë arra pishe të thekura

1/4 kile spinaq, i prerë në feta hollë

Ngrohni furrën tuaj në 425 gradë F.

Përhapni patatet në një tigan

I lyejmë me 2 lugë vaj ulliri dhe i pjekim për 15 minuta duke e kthyer një herë.

Shtoni kërpudhat nga ana e kërcellit lart

Shtoni thelpinjtë e hudhrës në tigan dhe gatuajeni derisa të skuqen lehtë

Spërkateni me qimnon, piper të kuq dhe fara anatto.

Spërkateni me 1 lugë gjelle vaj ulliri dhe rregulloni me kripë deti dhe piper të zi.

Kthejeni në furrë dhe gatuajeni për 5 minuta.

Shtoni domatet qershi në tigan.

Kthejeni në furrë dhe gatuajeni derisa kërpudhat të zbuten, 5 min.

Spërkatni arra pishe mbi patate dhe kërpudha.

Shërbejeni me spinaq.

Patate të pjekura në furrë

PËRBËRËSIT

1 ½ kile patate, të qëruara dhe të prera në copa 1 inç

½ qepë, e prerë hollë

filxhan me ujë

½ kub lëng perimesh, i grimcuar

1 lugë gjelle. vaj ulliri ekstra i virgjer

½ lugë çaji qimnon

½ lugë çaji koriandër të bluar

½ lugë çaji garam masala

½ lugë çaji piper djegës pluhur

Piper i zi

½ kile spinaq i freskët, i grirë trashë

Vendosni të gjithë përbërësit në një tenxhere të ngadaltë, përveç të fundit.

Mbushni me grushta spinaq dhe mbushni me të tenxheren e ngadaltë.

Nëse nuk mund t'i bashkoni të gjitha, lëreni së pari të gatuhet grupi i parë dhe shtoni pak më shumë spinaq.

Gatuani për 3 ose 4 orë në zjarr mesatar derisa patatet të zbuten.

Grini anët dhe shërbejeni.

Spinaq i pjekur dhe majdanoz

PËRBËRËSIT

1 ½ kile majdanoz, të qëruar dhe të prerë në copa 1 inç

½ qepë e kuqe, e prerë hollë

filxhan me ujë

½ kub lëng perimesh, i grimcuar

1 lugë gjelle. vaj ulliri ekstra i virgjer

½ lugë çaji qimnon

½ lugë çaji fara anatto

½ lugë çaji piper kajen

½ lugë çaji piper djegës pluhur

Piper i zi

½ kile spinaq i freskët, i grirë trashë

Vendosni të gjithë përbërësit në një tenxhere të ngadaltë, përveç të fundit.

Mbushni me grushta spinaq dhe mbushni me të tenxheren e ngadaltë.

Nëse nuk mund t'i bashkoni të gjitha, lëreni së pari të gatuhet grupi i parë dhe shtoni pak më shumë spinaq.

Gatuani për 3 ose 4 orë në zjarr mesatar derisa patatet të zbuten.

Grini anët dhe shërbejeni.

Lakër jeshile e pjekur dhe patate të ëmbla

PËRBËRËSIT

1 ½ kile patate të ëmbla, të qëruara dhe të prera në copa 1 inç

½ qepë, e prerë hollë

filxhan me ujë

½ kub lëng perimesh, i grimcuar

1 lugë gjelle. vaj ulliri ekstra i virgjer

½ lugë çaji qimnon

½ lugë çaji speca jalapeno, të grirë

½ lugë çaji paprika

½ lugë çaji piper djegës pluhur

Piper i zi

½ kile lakër jeshile të freskët, të prerë në mënyrë të trashë

Vendosni të gjithë përbërësit në një tenxhere të ngadaltë, përveç të fundit.

Hidhni sipër grushta lakër jeshile dhe mbushni me të tenxheren e ngadaltë.

Nëse nuk mund t'i bashkoni të gjitha, lëreni së pari të gatuhet grupi i parë dhe shtoni pak më shumë lakër jeshile.

Gatuani për 3 ose 4 orë në zjarr mesatar derisa patatet të zbuten.

Grini anët dhe shërbejeni.

Lakërishtë dhe karota të pjekura në stilin Sichuan

PËRBËRËSIT

1 ½ kile karota, të qëruara dhe të prera në copa 1 inç

½ qepë e kuqe, e prerë hollë

filxhan me ujë

½ kub lëng perimesh, i grimcuar

1 lugë gjelle. vaj susami

½ lugë çaji pluhur kinez me 5 erëza

½ lugë çaji piper Sichuan

½ lugë çaji piper djegës pluhur

Piper i zi

½ kile lakërishtë e freskët, e prerë në mënyrë të trashë

Vendosni të gjithë përbërësit në një tenxhere të ngadaltë, përveç të fundit.

Zbukuroni me disa grushta lakërishtë dhe mbushni tenxheren e ngadaltë me të.

Nëse nuk mund t'i bashkoni të gjitha, lëreni së pari të gatuhet grupi i parë dhe shtoni pak më shumë lakërishtë.

Gatuani 3 ose 4 orë mbi nxehtësinë mesatare derisa karotat të zbuten.

Grini anët dhe shërbejeni.

Rrepa dhe qepë të pjekura pikante dhe pikante

PËRBËRËSIT

1 ½ kile rrepa, të qëruara dhe të prera në copa 1 inç

½ qepë, e prerë hollë

filxhan me ujë

½ kub lëng perimesh, i grimcuar

1 lugë gjelle. vaj ulliri ekstra i virgjer

½ lugë çaji qimnon

½ lugë çaji fara anatto

½ lugë çaji piper kajen

½ lugë çaji lëng limoni

Piper i zi

½ kile spinaq i freskët, i grirë trashë

Vendosni të gjithë përbërësit në një tenxhere të ngadaltë, përveç të fundit.

Mbushni me grushta spinaq dhe mbushni me të tenxheren e ngadaltë.

Nëse nuk mund t'i bashkoni të gjitha, lëreni së pari të gatuhet grupi i parë dhe shtoni pak më shumë spinaq.

Gatuani për 3 ose 4 orë mbi nxehtësinë mesatare derisa perimet rrënjë të zbuten.

Grini anët dhe shërbejeni.

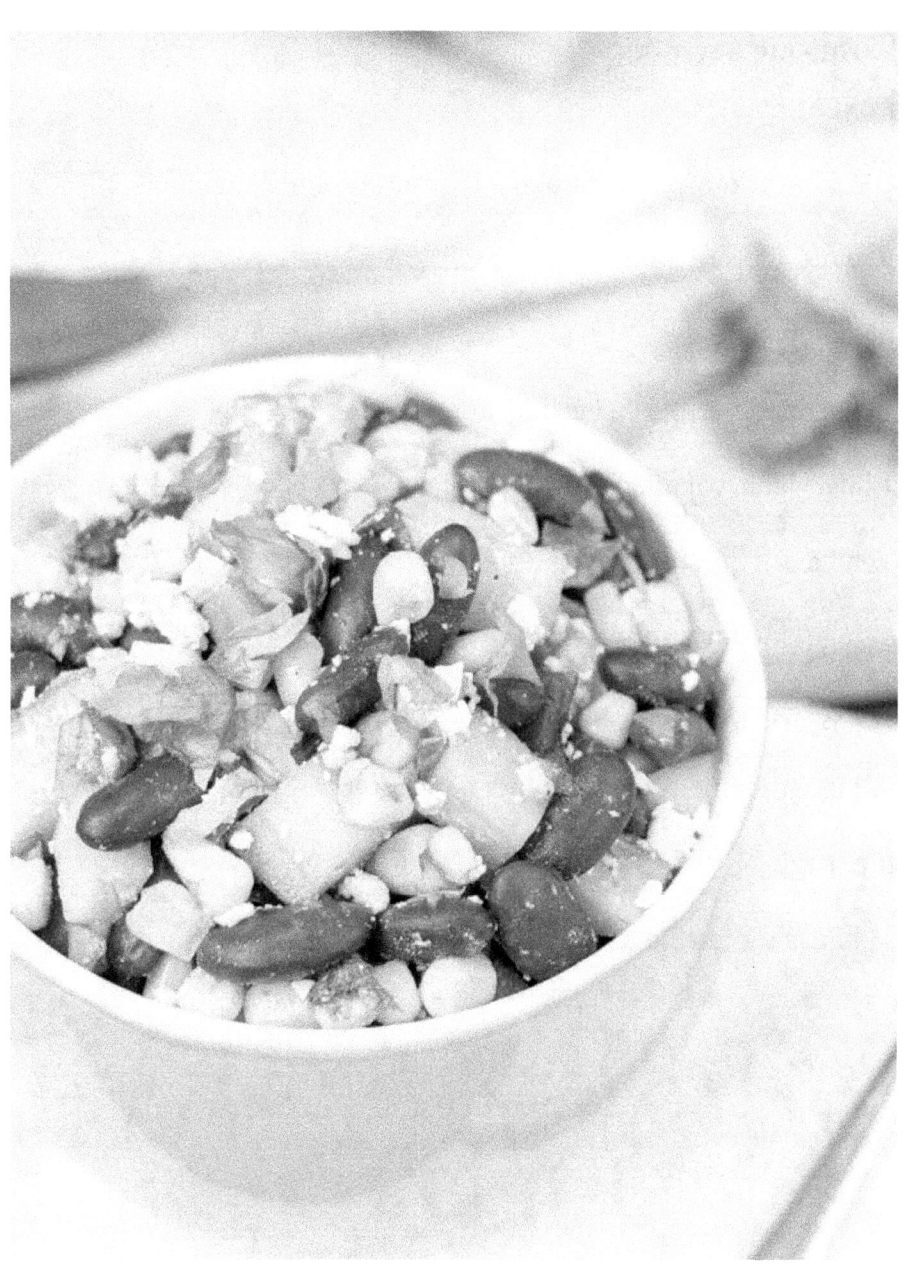

karota me karrota

PËRBËRËSIT

1 ½ kile karota, të qëruara dhe të prera në copa 1 inç

½ qepë, e prerë hollë

filxhan me ujë

½ kub lëng perimesh, i grimcuar

1 lugë gjelle. vaj ulliri ekstra i virgjer

½ lugë çaji qimnon

½ lugë çaji koriandër të bluar

½ lugë çaji garam masala

½ lugë çaji piper djegës pluhur

Piper i zi

½ kile lakër jeshile të freskët, të prerë në mënyrë të trashë

Vendosni të gjithë përbërësit në një tenxhere të ngadaltë, përveç të fundit.

Hidhni sipër grushta lakër jeshile dhe mbushni me të tenxheren e ngadaltë.

Nëse nuk mund t'i bashkoni të gjitha, lëreni së pari të gatuhet grupi i parë dhe shtoni pak më shumë lakër jeshile.

Gatuani për 3 ose 4 orë mbi nxehtësinë mesatare derisa perimet rrënjë të zbuten.

Grini anët dhe shërbejeni.

Spinaq dhe qepë të pjekur pikante

PËRBËRËSIT

1 ½ kile karota, të qëruara dhe të prera në copa 1 inç

½ qepë, e prerë hollë

filxhan me ujë

½ kub lëng perimesh, i grimcuar

1 lugë gjelle. vaj ulliri ekstra i virgjer

½ lugë çaji qimnon

½ lugë çaji fara anatto

½ lugë çaji piper kajen

½ lugë çaji lëng limoni

Piper i zi

½ kile spinaq i freskët, i grirë trashë

Vendosni të gjithë përbërësit në një tenxhere të ngadaltë, përveç të fundit.

Mbushni me grushta spinaq dhe mbushni me të tenxheren e ngadaltë.

Nëse nuk mund t'i bashkoni të gjitha, lëreni së pari të gatuhet grupi i parë dhe shtoni pak më shumë spinaq.

Gatuani për 3 ose 4 orë mbi nxehtësinë mesatare derisa perimet rrënjë të zbuten.

Grini anët dhe shërbejeni.

Patate të ëmbla dhe spinaq të pjekur

PËRBËRËSIT

1 ½ kile patate të ëmbla, të qëruara dhe të prera në copa 1 inç

½ qepë, e prerë hollë

filxhan me ujë

½ kub lëng perimesh, i grimcuar

2 lugë gjelle. gjalpë vegan ose margarinë

½ lugë çaji Herbes de Provence

½ lugë çaji trumzë

½ lugë çaji piper djegës pluhur

Piper i zi

½ kile spinaq i freskët, i grirë trashë

Vendosni të gjithë përbërësit në një tenxhere të ngadaltë, përveç të fundit.

Mbushni me grushta spinaq dhe mbushni me të tenxheren e ngadaltë.

Nëse nuk mund t'i bashkoni të gjitha, lëreni së pari të gatuhet grupi i parë dhe shtoni pak më shumë spinaq.

Gatuani për 3 ose 4 orë në zjarr mesatar derisa patatet të zbuten.

Grini anët dhe shërbejeni.

Rrepa të pjekura, qepë dhe spinaq

PËRBËRËSIT

1 ½ kile rrepa, të qëruara dhe të prera në copa 1 inç

½ qepë, e prerë hollë

filxhan me ujë

½ kub lëng perimesh, i grimcuar

1 lugë gjelle. vaj ulliri ekstra i virgjer

2 lugë gjelle. hudhra të grira

½ lugë çaji lëng limoni

½ lugë çaji piper djegës pluhur

Piper i zi

½ kile spinaq i freskët, i grirë trashë

Vendosni të gjithë përbërësit në një tenxhere të ngadaltë, përveç të fundit.

Mbushni me grushta spinaq dhe mbushni me të tenxheren e ngadaltë.

Nëse nuk mund t'i bashkoni të gjitha, lëreni së pari të gatuhet grupi i parë dhe shtoni pak më shumë spinaq.

Gatuani për 3 ose 4 orë në zjarr mesatar derisa rrepat të zbuten.

Grini anët dhe shërbejeni.

Lakërishtë dhe karota të pjekura në gjalpë vegan

PËRBËRËSIT

1 ½ kile karota, të qëruara dhe të prera në copa 1 inç

½ qepë, e prerë hollë

filxhan me ujë

½ kub lëng perimesh, i grimcuar

1 lugë gjelle. gjalpë vegan/margarinë

1 lugë çaji hudhër, e grirë

½ lugë çaji lëng limoni

Piper i zi

½ kile lakërishtë e freskët, e prerë në mënyrë të trashë

Vendosni të gjithë përbërësit në një tenxhere të ngadaltë, përveç të fundit.

Zbukuroni me disa grushta lakërishtë dhe mbushni tenxheren e ngadaltë me të.

Nëse nuk mund t'i bashkoni të gjitha, lëreni së pari të gatuhet grupi i parë dhe shtoni pak më shumë lakërishtë.

Gatuani 3 ose 4 orë mbi nxehtësinë mesatare derisa karotat të zbuten.

Grini anët dhe shërbejeni.

Brokoli të pjekur dhe spinaq

PËRBËRËSIT

1 ½ paund lule brokoli

½ qepë, e prerë hollë

filxhan me ujë

½ kub lëng perimesh, i grimcuar

1 lugë gjelle. vaj ulliri ekstra i virgjer

½ lugë çaji qimnon

½ lugë çaji piper djegës pluhur

Piper i zi

½ kile spinaq i freskët, i grirë trashë

Vendosni të gjithë përbërësit në një tenxhere të ngadaltë, përveç të fundit.

Mbushni me grushta spinaq dhe mbushni me të tenxheren e ngadaltë.

Nëse nuk mund t'i bashkoni të gjitha, lëreni së pari të gatuhet grupi i parë dhe shtoni pak më shumë spinaq.

Gatuani për 3 ose 4 orë mbi nxehtësinë mesatare derisa brokoli të bëhet i butë.

Grini anët dhe shërbejeni.

Lulelakër dhe qepë të pjekura të tymosur

PËRBËRËSIT

1 ½ paund lulelakër, të qëruar dhe të prerë në copa 1 inç

½ qepë e kuqe, e prerë hollë

filxhan me ujë

½ kub lëng perimesh, i grimcuar

1 lugë gjelle. vaj ulliri ekstra i virgjer

½ lugë çaji qimnon

½ lugë çaji piper djegës pluhur

Piper i zi

½ kile spinaq i freskët, i grirë trashë

Vendosni të gjithë përbërësit në një tenxhere të ngadaltë, përveç të fundit.

Mbushni me grushta spinaq dhe mbushni me të tenxheren e ngadaltë.

Nëse nuk mund t'i bashkoni të gjitha, lëreni së pari të gatuhet grupi i parë dhe shtoni pak më shumë spinaq.

Gatuani për 3 ose 4 orë në zjarr mesatar derisa patatet të zbuten.

Grini anët dhe shërbejeni.

Panxhar dhe lakër jeshile italiane të pjekura

PËRBËRËSIT

1 ½ paund panxhar, të qëruar dhe të prerë në copa 1 inç

½ qepë e kuqe, e prerë hollë

filxhan me ujë

½ kub lëng perimesh, i grimcuar

1 lugë gjelle. vaj ulliri ekstra i virgjer

½ lugë çaji erëza italiane

Piper i zi

½ kile lakër jeshile të freskët, të prerë në mënyrë të trashë

Vendosni të gjithë përbërësit në një tenxhere të ngadaltë, përveç të fundit.

Hidhni sipër grushta lakër jeshile dhe mbushni me të tenxheren e ngadaltë.

Nëse nuk mund t'i bashkoni të gjitha, lëreni së pari të gatuhet grupi i parë dhe shtoni pak më shumë lakër jeshile.

Gatuani për 3 ose 4 orë mbi nxehtësinë mesatare derisa panxhari të zbutet.

Grini anët dhe shërbejeni.

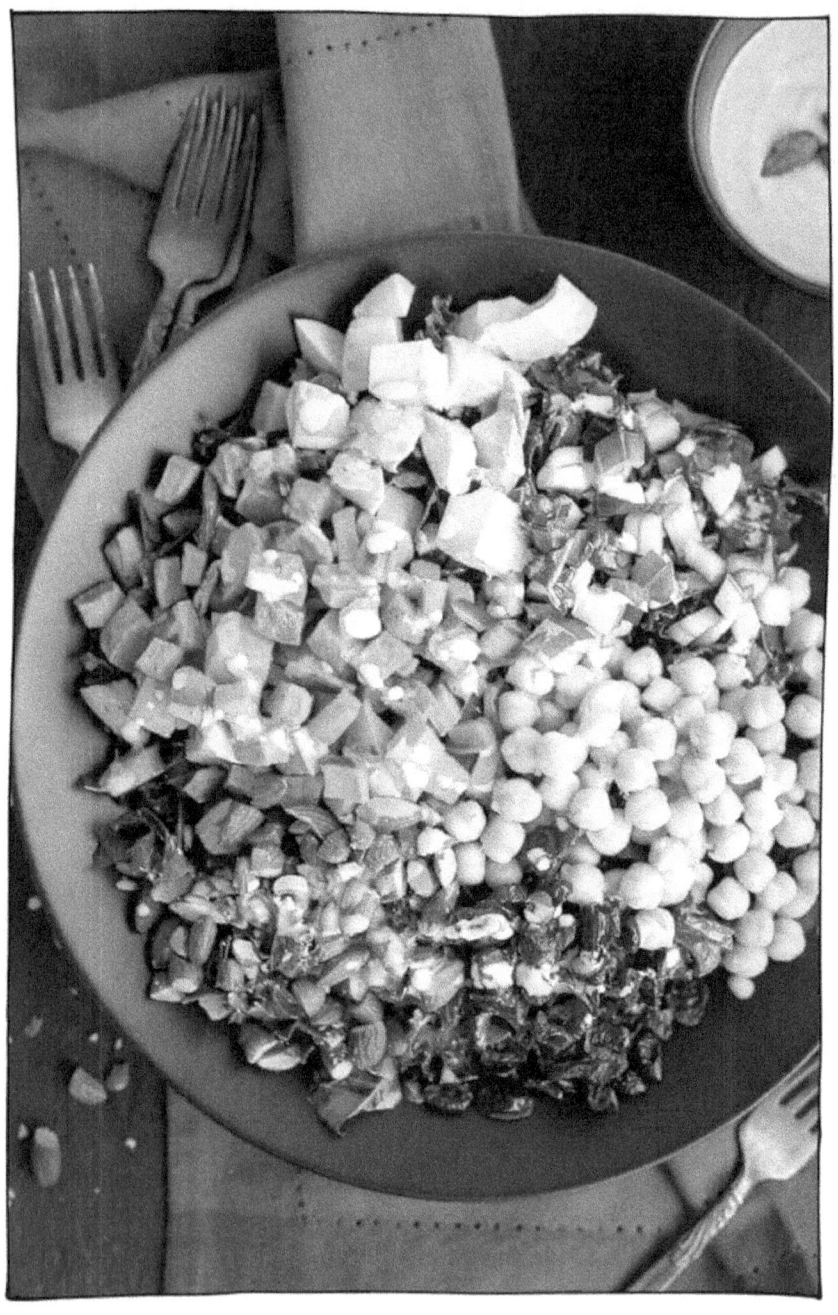

Lakërishtë dhe patate të pjekura

PËRBËRËSIT

1 ½ kile patate, të qëruara dhe të prera në copa 1 inç

½ qepë, e prerë hollë

filxhan me ujë

½ kub lëng perimesh, i grimcuar

1 lugë gjelle. vaj ulliri

½ lugë çaji xhenxhefil të grirë

2 degë limoni

½ lugë çaji qepë të njoma, të grira

½ lugë çaji piper djegës pluhur

Piper i zi

½ kile lakërishtë, e prerë në mënyrë të trashë

Vendosni të gjithë përbërësit në një tenxhere të ngadaltë, përveç të fundit.

Zbukuroni me disa grushta lakërishtë dhe mbushni tenxheren e ngadaltë me të.

Nëse nuk mund t'i bashkoni të gjitha, lëreni së pari të gatuhet grupi i parë dhe shtoni pak më shumë lakërishtë.

Gatuani për 3 ose 4 orë në zjarr mesatar derisa patatet të zbuten.

Grini anët dhe shërbejeni.

Spinaq i pjekur me ullinj

PËRBËRËSIT

1 ½ kile patate, të qëruara dhe të prera në copa 1 inç

½ ullinj jeshil, të prerë hollë

filxhan me ujë

½ kub lëng perimesh, i grimcuar

1 lugë gjelle. vaj ulliri ekstra i virgjer

½ lugë çaji qimnon

½ lugë çaji piper djegës pluhur

Piper i zi

½ kile spinaq i freskët, i grirë trashë

Vendosni të gjithë përbërësit në një tenxhere të ngadaltë, përveç të fundit.

Mbushni me grushta spinaq dhe mbushni me të tenxheren e ngadaltë.

Nëse nuk mund t'i bashkoni të gjitha, lëreni së pari të gatuhet grupi i parë dhe shtoni pak më shumë spinaq.

Gatuani për 3 ose 4 orë në zjarr mesatar derisa patatet të zbuten.

Grini anët dhe shërbejeni.

Spinaq i pjekur me speca jalapeno

PËRBËRËSIT

1 ½ paund lule brokoli

½ qepë, e prerë hollë

filxhan me ujë

½ kub lëng perimesh, i grimcuar

1 lugë gjelle. vaj ulliri ekstra i virgjer

½ lugë çaji qimnon

8 speca jalapeno, të grira hollë

1 piper ancho

½ lugë çaji piper djegës pluhur

Piper i zi

½ kile spinaq i freskët, i grirë trashë

Vendosni të gjithë përbërësit në një tenxhere të ngadaltë, përveç të fundit.

Mbushni me grushta spinaq dhe mbushni me të tenxheren e ngadaltë.

Nëse nuk mund t'i bashkoni të gjitha, lëreni së pari të gatuhet grupi i parë dhe shtoni pak më shumë spinaq.

Gatuani për 3 ose 4 orë mbi nxehtësinë mesatare derisa brokoli të bëhet i butë.

Grini anët dhe shërbejeni.

Spinaq i pjekur i pjekur

PËRBËRËSIT

1 ½ kile patate, të qëruara dhe të prera në copa 1 inç

½ qepë, e prerë hollë

filxhan me ujë

½ kub lëng perimesh, i grimcuar

1 lugë gjelle. vaj ulliri ekstra i virgjer

½ lugë çaji qimnon

½ lugë çaji koriandër të bluar

½ lugë çaji garam masala

½ lugë çaji piper djegës pluhur

Piper i zi

½ kile spinaq i freskët, i grirë trashë

Vendosni të gjithë përbërësit në një tenxhere të ngadaltë, përveç të fundit.

Mbushni me grushta spinaq dhe mbushni me të tenxheren e ngadaltë.

Nëse nuk mund t'i bashkoni të gjitha, lëreni së pari të gatuhet grupi i parë dhe shtoni pak më shumë spinaq.

Gatuani për 3 ose 4 orë në zjarr mesatar derisa patatet të zbuten.

Grini anët dhe shërbejeni.

Lakër fasule tajlandeze pikante të pjekura

PËRBËRËSIT

1 ½ paund lulelakër, të zbardhura (të njomur në ujë të valë dhe më pas të njomur në ujë me akull)

½ filxhan lakër fasule, të shpëlarë

½ filxhan ujë

½ kub lëng perimesh, i grimcuar

1 lugë gjelle. vaj susami

½ lugë çaji pastë djegës Thai

½ lugë çaji salcë e nxehtë Sriracha

½ lugë çaji piper djegës pluhur

2 speca djegës tajlandez me sy të shpendëve, të grirë

Piper i zi

½ kile spinaq i freskët, i grirë trashë

Vendosni të gjithë përbërësit në një tenxhere të ngadaltë, përveç të fundit.

Mbushni me grushta spinaq dhe mbushni me të tenxheren e ngadaltë.

Nëse nuk mund t'i bashkoni të gjitha, lëreni së pari të gatuhet grupi i parë dhe shtoni pak më shumë spinaq.

Gatuani për 3 ose 4 orë në zjarr mesatar derisa patatet të zbuten.

Grini anët dhe shërbejeni.

Szechuan Spinaq dhe rrepë pikante

PËRBËRËSIT

1 ½ kile rrepa, të qëruara dhe të prera në copa 1 inç

½ qepë, e prerë hollë

filxhan me ujë

½ kub lëng perimesh, i grimcuar

1 lugë gjelle. vaj susami

½ lugë çaji pastë hudhër djegës

½ lugë çaji piper Sichuan

1 anise yll

2 speca djegës tajlandez me sy të shpendëve, të grirë

Piper i zi

½ kile spinaq i freskët, i grirë trashë

Vendosni të gjithë përbërësit në një tenxhere të ngadaltë, përveç të fundit.

Mbushni me grushta spinaq dhe mbushni me të tenxheren e ngadaltë.

Nëse nuk mund t'i bashkoni të gjitha, lëreni së pari të gatuhet grupi i parë dhe shtoni pak më shumë spinaq.

Gatuani për 3 ose 4 orë në zjarr mesatar derisa rrepat të zbuten.

Grini anët dhe shërbejeni.

Karota dhe qepë me lakërishtë tajlandeze

PËRBËRËSIT

1 ½ kile karota, të qëruara dhe të prera në copa 1 inç

½ qepë, e prerë hollë

filxhan me ujë

½ kub lëng perimesh, i grimcuar

1 lugë gjelle. vaj ulliri ekstra i virgjer

1 lugë gjelle. vaj susami

½ lugë çaji pastë djegës Thai

½ lugë çaji salcë e nxehtë Sriracha

½ lugë çaji piper djegës pluhur

2 speca djegës tajlandez me sy të shpendëve, të grirë

Piper i zi

½ kile lakërishtë, e prerë në mënyrë të trashë

Vendosni të gjithë përbërësit në një tenxhere të ngadaltë, përveç të fundit.

Zbukuroni me disa grushta lakërishtë dhe mbushni tenxheren e ngadaltë me të.

Nëse nuk mund t'i bashkoni të gjitha, lëreni së pari të gatuhet grupi i parë dhe shtoni pak më shumë lakërishtë.

Gatuani 3 ose 4 orë mbi nxehtësinë mesatare derisa karotat të zbuten.

Grini anët dhe shërbejeni.

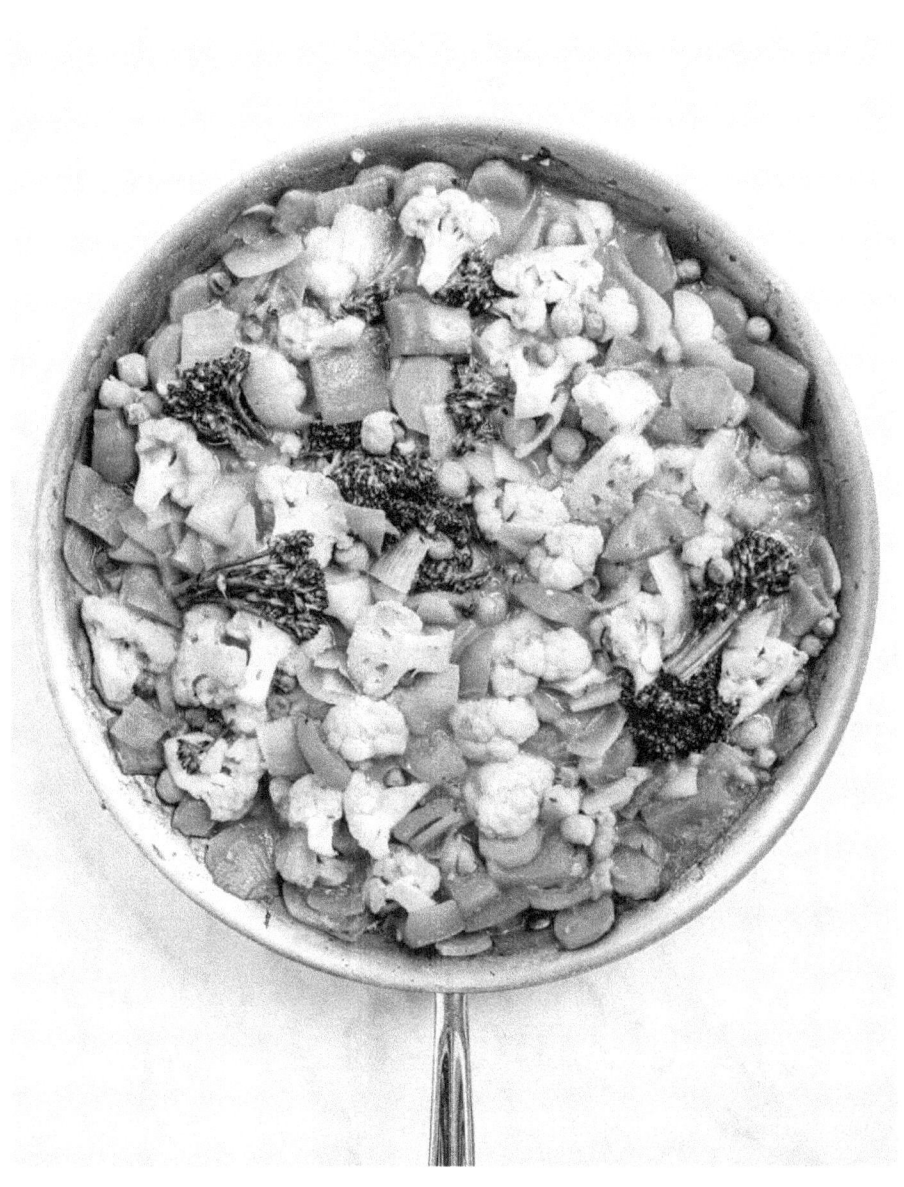

embelsira e pjekur dhe patate të ëmbla

PËRBËRËSIT

½ kile purpurt, e qëruar dhe e prerë në copa 1 inç

1 kile patate të ëmbla, të qëruara dhe të prera në copa 1 inç

½ qepë, e prerë hollë

filxhan me ujë

½ kub lëng perimesh, i grimcuar

1 lugë gjelle. vaj ulliri ekstra i virgjer

Piper i zi

½ kile spinaq i freskët, i grirë trashë

Vendosni të gjithë përbërësit në një tenxhere të ngadaltë, përveç të fundit.

Mbushni me grushta spinaq dhe mbushni me të tenxheren e ngadaltë.

Nëse nuk mund t'i bashkoni të gjitha, lëreni së pari të gatuhet grupi i parë dhe shtoni pak më shumë spinaq.

Gatuani për 3 ose 4 orë në zjarr mesatar derisa patatet të zbuten.

Grini anët dhe shërbejeni.

Yam e bardhë dhe patate të pjekura

PËRBËRËSIT

½ kile patate, të qëruara dhe të prera në copa 1 inç

½ kile embelsira e bardhë, e qëruar dhe e prerë në copa 1 inç

½ kile karota, të qëruara dhe të prera në copa 1 inç

½ qepë e kuqe, e prerë hollë

filxhan me ujë

½ kub lëng perimesh, i grimcuar

1 lugë gjelle. vaj ulliri ekstra i virgjer

½ lugë çaji qimnon

½ lugë çaji koriandër të bluar

½ lugë çaji garam masala

½ lugë çaji piper kajen

Piper i zi

½ kile spinaq i freskët, i grirë trashë

Vendosni të gjithë përbërësit në një tenxhere të ngadaltë, përveç të fundit.

Mbushni me grushta spinaq dhe mbushni me të tenxheren e ngadaltë.

Nëse nuk mund t'i bashkoni të gjitha, lëreni së pari të gatuhet grupi i parë dhe shtoni pak më shumë spinaq.

Gatuani për 3 ose 4 orë në zjarr mesatar derisa patatet të zbuten.

Grini anët dhe shërbejeni.

Parsnips dhe rrepa hungareze

PËRBËRËSIT

½ kile rrepa, të qëruara dhe të prera në copa 1 inç

½ kile karota, të qëruara dhe të prera në copa 1 inç

½ kile majdanoz, të qëruar dhe të prerë në copa 1 inç

½ qepë e kuqe, e prerë hollë

filxhan me ujë

½ kub lëng perimesh, i grimcuar

1 lugë gjelle. vaj ulliri ekstra i virgjer

½ lugë çaji pluhur paprika

½ lugë. pluhur djegës

Piper i zi

½ kile spinaq i freskët, i grirë trashë

Vendosni të gjithë përbërësit në një tenxhere të ngadaltë, përveç të fundit.

Mbushni me grushta spinaq dhe mbushni me të tenxheren e ngadaltë.

Nëse nuk mund t'i bashkoni të gjitha, lëreni së pari të gatuhet grupi i parë dhe shtoni pak më shumë spinaq.

Gatuani për 3 ose 4 orë në zjarr mesatar derisa rrepat të zbuten.

Grini anët dhe shërbejeni.

Spinaq i thjeshtë i pjekur

PËRBËRËSIT

1 ½ paund brokoli, i qëruar dhe i prerë në copa 1 inç

½ qepë e kuqe, e prerë hollë

filxhan supë me perime

1 lugë gjelle. vaj ulliri ekstra i virgjer

½ lugë çaji erëza italiane

½ lugë çaji piper djegës pluhur

Piper i zi

½ kile spinaq i freskët, i grirë trashë

Vendosni të gjithë përbërësit në një tenxhere të ngadaltë, përveç të fundit.

Mbushni me grushta spinaq dhe mbushni me të tenxheren e ngadaltë.

Nëse nuk mund t'i bashkoni të gjitha, lëreni së pari të gatuhet grupi i parë dhe shtoni pak më shumë spinaq.

Gatuani për 3 ose 4 orë mbi nxehtësinë mesatare derisa brokoli të bëhet i butë.

Grini anët dhe shërbejeni.

Spinaq dhe karota të pjekura të Azisë Juglindore

PËRBËRËSIT

½ kile rrepa, të qëruara dhe të prera në copa 1 inç

½ kile karota, të qëruara dhe të prera në copa 1 inç

½ kile majdanoz, të qëruar dhe të prerë në copa 1 inç

½ qepë e kuqe, e prerë hollë

½ filxhan supë perimesh

1 lugë gjelle. vaj ulliri ekstra i virgjer

½ lugë çaji xhenxhefil të grirë

2 kërcell limoni

8 thelpinj hudhre, te grira

Piper i zi

½ kile spinaq i freskët, i grirë trashë

Vendosni të gjithë përbërësit në një tenxhere të ngadaltë, përveç të fundit.

Mbushni me grushta spinaq dhe mbushni me të tenxheren e ngadaltë.

Nëse nuk mund t'i bashkoni të gjitha, lëreni së pari të gatuhet grupi i parë dhe shtoni pak më shumë spinaq.

Gatuani për 3 ose 4 orë në zjarr mesatar derisa rrepat të zbuten.

Grini anët dhe shërbejeni.

Lakër jeshile e pjekur dhe lakrat e Brukselit

PËRBËRËSIT

1 ½ paund lakra Brukseli, të qëruara dhe të prera në copa 1 inç

½ qepë e kuqe, e prerë hollë

filxhan me ujë

½ kub lëng perimesh, i grimcuar

1 lugë gjelle. vaj ulliri ekstra i virgjer

½ lugë çaji piper djegës pluhur

Piper i zi

½ kile lakër jeshile, e prerë në mënyrë të trashë

Vendosni të gjithë përbërësit në një tenxhere të ngadaltë, përveç të fundit.

Hidhni sipër grushta lakër jeshile dhe mbushni me të tenxheren e ngadaltë.

Nëse nuk mund t'i bashkoni të gjitha, lëreni së pari të gatuhet grupi i parë dhe shtoni pak më shumë lakër jeshile.

Gatuani për 3 orë në zjarr mesatar derisa lakrat e Brukselit të zbuten.

Grini anët dhe shërbejeni.

Spinaq dhe patate të pjekura

PËRBËRËSIT

1 ½ kile patate, të qëruara dhe të prera në copa 1 inç

½ qepë, e prerë hollë

filxhan me ujë

½ kub lëng perimesh, i grimcuar

1 lugë gjelle. vaj ulliri ekstra i virgjer

½ lugë çaji qimnon

½ lugë çaji koriandër të bluar

½ lugë çaji garam masala

½ lugë çaji piper djegës pluhur

Piper i zi

½ kile spinaq i freskët, i grirë trashë

Vendosni të gjithë përbërësit në një tenxhere të ngadaltë, përveç të fundit.

Mbushni me grushta spinaq dhe mbushni me të tenxheren e ngadaltë.

Nëse nuk mund t'i bashkoni të gjitha, lëreni së pari të gatuhet grupi i parë dhe shtoni pak më shumë spinaq.

Gatuani për 3 ose 4 orë në zjarr mesatar derisa patatet të zbuten.

Grini anët dhe shërbejeni.

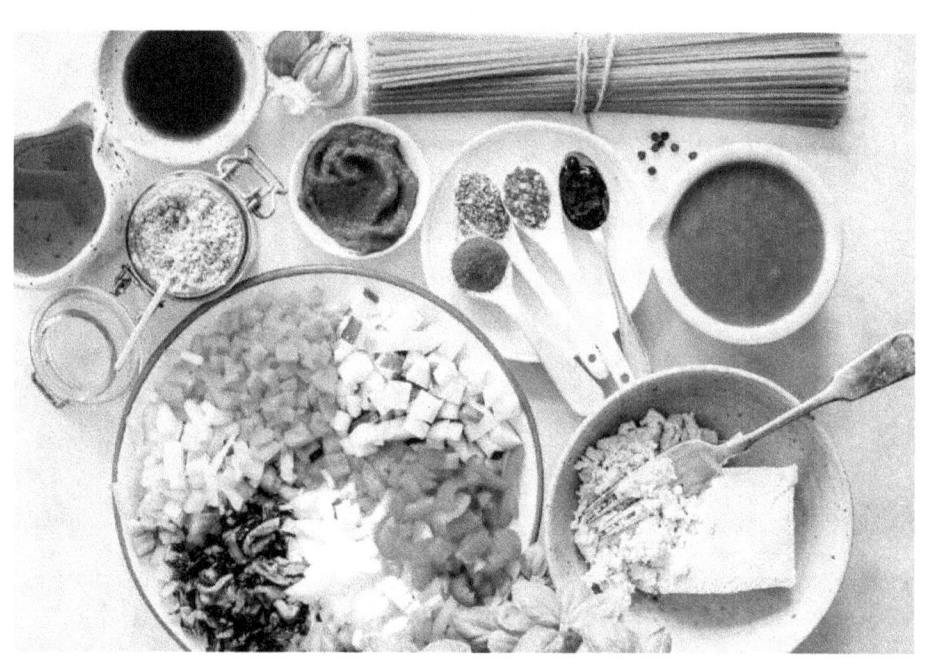

Patate të ëmbla me kerri dhe lakër jeshile

PËRBËRËSIT

1 ½ kile patate të ëmbla, të qëruara dhe të prera në copa 1 inç

½ qepë, e prerë hollë

filxhan me ujë

½ kub lëng perimesh, i grimcuar

1 lugë gjelle. vaj ulliri ekstra i virgjer

½ lugë çaji qimnon

½ lugë çaji koriandër të bluar

½ lugë çaji garam masala

½ lugë çaji piper djegës pluhur

Piper i zi

½ kile lakër jeshile, e prerë në mënyrë të trashë

Vendosni të gjithë përbërësit në një tenxhere të ngadaltë, përveç të fundit.

Hidhni sipër grushta lakër jeshile dhe mbushni me të tenxheren e ngadaltë.

Nëse nuk mund t'i bashkoni të gjitha, lëreni së pari të gatuhet grupi i parë dhe shtoni pak më shumë lakër jeshile.

Gatuani për 3 ose 4 orë mbi nxehtësinë mesatare derisa patatet e ëmbla të zbuten.

Grini anët dhe shërbejeni.

Lakërishtë Jalapeno dhe Parsnip

PËRBËRËSIT

1 ½ kile majdanoz, të qëruar dhe të prerë në copa 1 inç

½ qepë e kuqe, e prerë hollë

filxhan me ujë

½ kub lëng perimesh, i grimcuar

1 lugë gjelle. vaj ulliri ekstra i virgjer

½ lugë çaji qimnon

½ lugë çaji piper jalapeño, i grirë

1 spec ancho, i grirë

Piper i zi

½ kile lakërishtë, e prerë në mënyrë të trashë

Vendosni të gjithë përbërësit në një tenxhere të ngadaltë, përveç të fundit.

Mbushni me grushta spinaq dhe mbushni me të tenxheren e ngadaltë.

Nëse nuk mund t'i bashkoni të gjitha, lëreni së pari të gatuhet grupi i parë dhe shtoni pak më shumë spinaq.

Gatuani për 3 ose 4 orë mbi nxehtësinë mesatare derisa majdanozi të zbutet.

Grini anët dhe shërbejeni.

Lakërishtë dhe brokoli në salcën e hudhrës djegës

PËRBËRËSIT

1 ½ kile karota, të qëruara dhe të prera në copa 1 inç

½ kile brokoli, i qëruar dhe i prerë në copa 1 inç

½ qepë, e prerë hollë

filxhan me ujë

½ kub lëng perimesh, i grimcuar

1 lugë gjelle. vaj susami

½ lugë çaji salcë hudhër djegës

½ lugë. lëng gëlqereje

½ lugë. qepë të njoma të grira

Piper i zi

½ kile lakërishtë, e prerë në mënyrë të trashë

Vendosni të gjithë përbërësit në një tenxhere të ngadaltë, përveç të fundit.

Zbukuroni me disa grushta lakërishtë dhe mbushni tenxheren e ngadaltë me të.

Nëse nuk mund t'i bashkoni të gjitha, lëreni së pari të gatuhet grupi i parë dhe shtoni pak më shumë lakërishtë.

Gatuani 3 ose 4 orë mbi nxehtësinë mesatare derisa karotat të zbuten.

Grini anët dhe shërbejeni.

Bok Choy pikante dhe brokoli

PËRBËRËSIT

1 kile brokoli, i qëruar dhe i prerë në copa 1 inç

½ kile kërpudha butona, të prera në feta

½ qepë, e prerë hollë

filxhan me ujë

½ kub lëng perimesh, i grimcuar

1 lugë gjelle. vaj susami

½ lugë çaji pluhur kinez me pesë erëza

½ lugë çaji piper Sichuan

½ lugë çaji piper djegës pluhur

Piper i zi

½ paund bok choy, i prerë në mënyrë të trashë

Vendosni të gjithë përbërësit në një tenxhere të ngadaltë, përveç të fundit.

Mbushni me grushta bok choy dhe mbushni me të tenxheren e ngadaltë.

Nëse nuk mund t'i përshtatni të gjitha së bashku, lëreni grupin e parë të gatuhet fillimisht dhe shtoni pak më shumë bok choy.

Gatuani për 3 ose 4 orë mbi nxehtësinë mesatare derisa brokoli të bëhet i butë.

Grini anët dhe shërbejeni.

Spinaq dhe kërpudha shiitake

PËRBËRËSIT

1 ½ paund lulelakër, të qëruar dhe të prerë në copa 1 inç

½ kile kërpudha shiitake, të prera në feta

½ qepë e kuqe, e prerë hollë

filxhan supë me perime

2 lugë gjelle. vaji i farës së susamit

½ lugë çaji uthull

½ lugë hudhër, e grirë

Piper i zi

½ kile spinaq i freskët, i grirë trashë

Vendosni të gjithë përbërësit në një tenxhere të ngadaltë, përveç të fundit.

Mbushni me grushta spinaq dhe mbushni me të tenxheren e ngadaltë.

Nëse nuk mund t'i bashkoni të gjitha, lëreni së pari të gatuhet grupi i parë dhe shtoni pak më shumë spinaq.

Gatuani 3 ose 4 orë mbi nxehtësinë mesatare derisa lulelakra të bëhet e butë.

Grini anët dhe shërbejeni.

Spinaq dhe patate me pesto

PËRBËRËSIT

1 ½ kile patate, të qëruara dhe të prera në copa 1 inç

½ qepë, e prerë hollë

filxhan supë me perime

1 lugë gjelle. vaj ulliri ekstra i virgjer

2 lugë gjelle. salcë pesto

Piper i zi

½ kile spinaq i freskët, i grirë trashë

Vendosni të gjithë përbërësit në një tenxhere të ngadaltë, përveç të fundit.

Mbushni me grushta spinaq dhe mbushni me të tenxheren e ngadaltë.

Nëse nuk mund t'i bashkoni të gjitha, lëreni së pari të gatuhet grupi i parë dhe shtoni pak më shumë spinaq.

Gatuani për 3 ose 4 orë në zjarr mesatar derisa patatet të zbuten.

Grini anët dhe shërbejeni.

Patate të ëmbla të pjekura dhe lakër jeshile

PËRBËRËSIT

1 ½ kile patate të ëmbla, të qëruara dhe të prera në copa 1 inç

½ qepë, e prerë hollë

filxhan supë me perime

1 lugë gjelle. vaj ulliri ekstra i virgjer

2 lugë gjelle. pluhur kerri i kuq

Piper i zi

½ kile lakër jeshile të freskët, të prerë në mënyrë të trashë

Vendosni të gjithë përbërësit në një tenxhere të ngadaltë, përveç të fundit.

Hidhni sipër grushta lakër jeshile dhe mbushni tenxheren e ngadaltë me të.

Nëse nuk mund t'i përshtatni të gjitha së bashku, lëreni së pari grupin e parë të gatuhet dhe shtoni pak më shumë zarzavate.

Gatuani për 3 ose 4 orë mbi nxehtësinë mesatare derisa patatet e ëmbla të zbuten.

Grini anët dhe shërbejeni.

Zarzavatet e rrepës dhe rrepat me salcë pesto

PËRBËRËSIT

1 ½ kile rrepa, të qëruara dhe të prera në copa 1 inç

½ qepë, e prerë hollë

filxhan supë me perime

1 lugë gjelle. vaj ulliri ekstra i virgjer

2 lugë gjelle. salcë pesto

Piper i zi

½ kile zarzavate të freskëta të rrepës, të copëtuara trashë

Vendosni të gjithë përbërësit në një tenxhere të ngadaltë, përveç të fundit.

Hidhni sipër disa grushta zarzavate rrepa dhe mbushni me to tenxheren e ngadaltë.

Nëse nuk mund t'i përshtatni të gjitha së bashku, lëreni së pari grupin e parë të gatuhet dhe shtoni disa zarzavate të tjera rrepë.

Gatuani për 3 ose 4 orë në zjarr mesatar derisa rrepat të zbuten.

Grini anët dhe shërbejeni.

Chard zvicerane dhe karrota me pesto

PËRBËRËSIT

1 ½ kile karota, të qëruara dhe të prera në copa 1 inç

½ qepë e kuqe, e prerë hollë

filxhan supë me perime

2 lugë gjelle. vaj ulliri ekstra i virgjer

3 lugë gjelle. salcë pesto

Piper i zi

½ kile chard e freskët zvicerane, e grirë trashë

Vendosni të gjithë përbërësit në një tenxhere të ngadaltë, përveç të fundit.

Hidhni sipër me grushta chard zvicerane dhe mbushni me të tenxheren e ngadaltë.

Nëse nuk mund t'i bashkoni të gjitha në të njëjtën kohë, fillimisht gatuajeni grupin e parë dhe shtoni pak më shumë chard zvicerane.

Gatuani 3 ose 4 orë mbi nxehtësinë mesatare derisa karotat të zbuten.

Grini anët dhe shërbejeni.

Bok Choy dhe karota në një salcë me hudhër djegës

PËRBËRËSIT

1 ½ kile karota, të qëruara dhe të prera në copa 1 inç

½ qepë, e prerë hollë

filxhan supë me perime

1 lugë gjelle. vaj susami

4 thelpinj hudhre, te grira

2 lugë gjelle. salcë me hudhër djegës

Piper i zi

½ kile Bok Choy i freskët, i prerë në mënyrë të trashë

Vendosni të gjithë përbërësit në një tenxhere të ngadaltë, përveç të fundit.

Mbushni me grushta Bok Choy dhe mbushni tenxheren e ngadaltë me të.

Nëse nuk mund t'i bashkoni të gjitha, lëreni grupin e parë të gatuhet së pari dhe shtoni pak më shumë Bok Choy.

Gatuani 3 ose 4 orë mbi nxehtësinë mesatare derisa karotat të zbuten.

Grini anët dhe shërbejeni.

Zarzavate me rrepë të gatuara ngadalë dhe majdanoz

PËRBËRËSIT

1 ½ kile majdanoz, të qëruar dhe të prerë në copa 1 inç

½ qepë, e prerë hollë

filxhan supë me perime

1 lugë gjelle. vaj ulliri ekstra i virgjer

Piper i zi

½ kile zarzavate të freskëta të rrepës, të copëtuara trashë

Vendosni të gjithë përbërësit në një tenxhere të ngadaltë, përveç të fundit.

Mbushni me grushta spinaq dhe mbushni me të tenxheren e ngadaltë.

Nëse nuk mund t'i bashkoni të gjitha, lëreni së pari të gatuhet grupi i parë dhe shtoni pak më shumë spinaq.

Gatuani për 3 ose 4 orë në zjarr mesatar derisa patatet të zbuten.

Grini anët dhe shërbejeni.

Lakra jeshile dhe brokoli të gatuara ngadalë

PËRBËRËSIT

1 ½ paund lule brokoli

½ qepë, e prerë hollë

filxhan supë me perime

1 lugë gjelle. vaj ulliri ekstra i virgjer

2 lugë gjelle. salcë pesto

Piper i zi

½ kile lakër jeshile të freskët, të prerë në mënyrë të trashë

Vendosni të gjithë përbërësit në një tenxhere të ngadaltë, përveç të fundit.

Hidhni sipër grushta lakër jeshile dhe mbushni me të tenxheren e ngadaltë.

Nëse nuk mund t'i bashkoni të gjitha, lëreni së pari të gatuhet grupi i parë dhe shtoni pak më shumë lakër jeshile.

Gatuani për 3 ose 4 orë mbi nxehtësinë mesatare derisa lulet e brokolit të zbuten.

Grini anët dhe shërbejeni.

Endive dhe karota të ziera në pesto

PËRBËRËSIT

1 ½ kile karota, të qëruara dhe të prera në copa 1 inç

½ qepë, e prerë hollë

filxhan supë me perime

1 lugë gjelle. vaj ulliri ekstra i virgjer

2 lugë gjelle. salcë pesto

Piper i zi

½ kile endive të freskëta, të copëtuara trashë

Vendosni të gjithë përbërësit në një tenxhere të ngadaltë, përveç të fundit.

Zbukurojmë me disa grushta ndija dhe mbushim me to tenxheren e ngadaltë.

Nëse nuk mund t'i bashkoni të gjitha, lëreni grupin e parë të gatuhet fillimisht dhe shtoni pak më shumë endive.

Gatuani 3 ose 4 orë mbi nxehtësinë mesatare derisa karotat të zbuten.

Grini anët dhe shërbejeni.

Marule rome të ziera dhe lakër Brukseli

PËRBËRËSIT

1 ½ paund lakra brukseli

½ qepë, e prerë hollë

filxhan supë me perime

1 lugë gjelle. vaj ulliri ekstra i virgjer

Piper i zi

½ kile marule rome e freskët, e prerë në mënyrë të trashë

Vendosni të gjithë përbërësit në një tenxhere të ngadaltë, përveç të fundit.

Hidhni sipër disa grushta marule dhe mbushni me të tenxheren e ngadaltë.

Nëse nuk mund t'i bashkoni të gjitha, lëreni së pari të gatuhet grupi i parë dhe shtoni pak më shumë marule rome.

Gatuani për 3 orë në zjarr mesatar derisa lakrat e Brukselit të zbuten.

Grini anët dhe shërbejeni.

Endive dhe patate të ziera

PËRBËRËSIT

1 ½ kile patate, të qëruara dhe të prera në copa 1 inç

½ qepë, e prerë hollë

filxhan supë me perime

1 lugë gjelle. vaj ulliri ekstra i virgjer

1 C. erëza italiane

Piper i zi

½ kile endive të freskëta, të copëtuara trashë

Vendosni të gjithë përbërësit në një tenxhere të ngadaltë, përveç të fundit.

Mbushni me grushta spinaq dhe mbushni me të tenxheren e ngadaltë.

Nëse nuk mund t'i bashkoni të gjitha, lëreni së pari të gatuhet grupi i parë dhe shtoni pak më shumë spinaq.

Gatuani për 3 ose 4 orë në zjarr mesatar derisa patatet të zbuten.

Grini anët dhe shërbejeni.

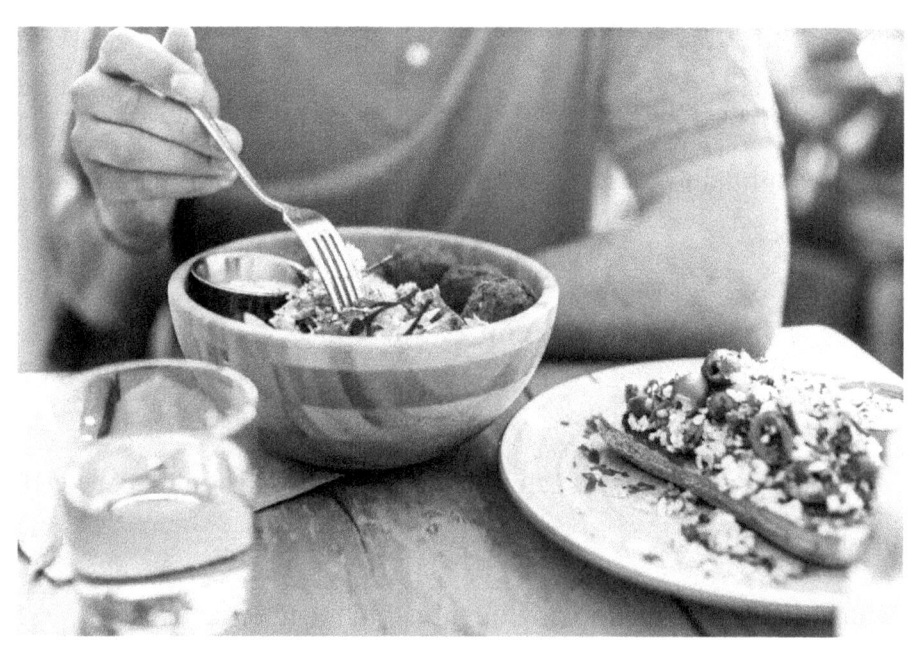

Zarzavatet e rrepës dhe rrepat e gatuara ngadalë në gjalpë vegan

PËRBËRËSIT

1 ½ kile rrepa, të qëruara dhe të prera në copa 1 inç

½ qepë, e prerë hollë

filxhan supë me perime

4 lugë gjelle. gjalpë vegan ose margarinë

2 lugë gjelle. lëng gëlqereje

3 thelpinj hudhre, te grira

Piper i zi

½ kile zarzavate të freskëta të rrepës, të copëtuara trashë

Vendosni të gjithë përbërësit në një tenxhere të ngadaltë, përveç të fundit.

Hidhni sipër disa grushta zarzavate rrepa dhe mbushni me to tenxheren e ngadaltë.

Nëse nuk mund t'i përshtatni të gjitha së bashku, lëreni së pari grupin e parë të gatuhet dhe shtoni disa zarzavate të tjera rrepë.

Gatuani për 3 ose 4 orë në zjarr mesatar derisa rrepat të zbuten.

Grini anët dhe shërbejeni.

Kale dhe Parsnip Slow Gatuar në gjalpë Vegan

PËRBËRËSIT

1 ½ kile majdanoz, të qëruar dhe të prerë në copa 1 inç

½ qepë, e prerë hollë

filxhan supë me perime

4 lugë gjelle. gjalpë vegan i shkrirë

2 lugë gjelle. lëng limoni

Piper i zi

½ kile lakër jeshile të freskët, të prerë në mënyrë të trashë

Vendosni të gjithë përbërësit në një tenxhere të ngadaltë, përveç të fundit.

Hidhni sipër grushta lakër jeshile dhe mbushni me të tenxheren e ngadaltë.

Nëse nuk mund t'i bashkoni të gjitha, lëreni së pari të gatuhet grupi i parë dhe shtoni pak më shumë lakër jeshile.

Gatuani për 3 ose 4 orë mbi nxehtësinë mesatare derisa majdanozi të zbutet.

Grini anët dhe shërbejeni.

Spinaq dhe karrota të stilit kinez

PËRBËRËSIT

1 ½ kile karota, të qëruara dhe të prera në copa 1 inç

½ qepë, e prerë hollë

filxhan supë me perime

1 lugë gjelle. vaj susami

2 lugë gjelle. salcë hoisin

Piper i zi

½ kile spinaq i freskët, i grirë trashë

Vendosni të gjithë përbërësit në një tenxhere të ngadaltë, përveç të fundit.

Mbushni me grushta spinaq dhe mbushni me të tenxheren e ngadaltë.

Nëse nuk mund t'i bashkoni të gjitha, lëreni së pari të gatuhet grupi i parë dhe shtoni pak më shumë spinaq.

Gatuani 3 ose 4 orë mbi nxehtësinë mesatare derisa karotat të zbuten.

Grini anët dhe shërbejeni.

Bok Choy dhe karota të ziera

PËRBËRËSIT

1 ½ kile karota, të qëruara dhe të prera në copa 1 inç

½ qepë, e prerë hollë

filxhan supë me perime

1 lugë gjelle. vaj susami

1 lugë gjelle. vaj kanola

2 lugë gjelle. salcë hoisin

Piper i zi

½ kile Bok Choy i freskët, i prerë në mënyrë të trashë

Vendosni të gjithë përbërësit në një tenxhere të ngadaltë, përveç të fundit.

Mbushni me grushta bok choy dhe mbushni me të tenxheren e ngadaltë.

Nëse nuk mund t'i përshtatni të gjitha së bashku, lëreni grupin e parë të gatuhet fillimisht dhe shtoni pak më shumë bok choy.

Gatuani 3 ose 4 orë mbi nxehtësinë mesatare derisa karotat të zbuten.

Grini anët dhe shërbejeni.

Mikro zarzavate dhe patate të gatuara ngadalë

PËRBËRËSIT

1 ½ kile patate, të qëruara dhe të prera në copa 1 inç

½ qepë, e prerë hollë

filxhan supë me perime

2 lugë gjelle. vaj ulliri ekstra i virgjer

1 C. farat anatto

1 C. qimnon

1 C. lëng gëlqereje

Piper i zi

½ kile zarzavate të freskëta, të copëtuara trashë

Vendosni të gjithë përbërësit në një tenxhere të ngadaltë, përveç të fundit.

Mbushni me grushta mikro zarzavate dhe mbushni tenxheren e ngadaltë me to.

Nëse nuk mund t'i përshtatni të gjitha së bashku, lëreni grupin e parë të gatuhet së pari dhe shtoni pak zarzavate mikro.

Gatuani për 3 ose 4 orë në zjarr mesatar derisa patatet të zbuten.

Grini anët dhe shërbejeni.

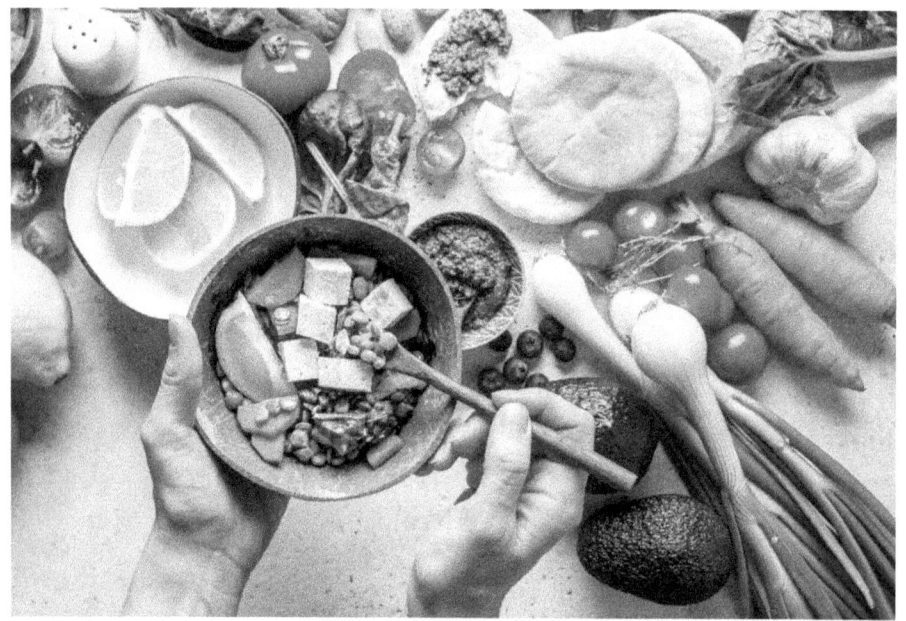

Gjethet e lakrës jeshile dhe patatet e gatuara ngadalë

PËRBËRËSIT

1 ½ kile patate të ëmbla, të qëruara dhe të prera në copa 1 inç

½ qepë, e prerë hollë

filxhan supë me perime

1 lugë gjelle. vaj ulliri ekstra i virgjer

2 lugë gjelle. salcë pesto

Piper i zi

½ kile lakër jeshile të freskët, të prerë në mënyrë të trashë

Vendosni të gjithë përbërësit në një tenxhere të ngadaltë, përveç të fundit.

Hidhni sipër grushta lakër jeshile dhe mbushni tenxheren e ngadaltë me të.

Nëse nuk mund t'i përshtatni të gjitha së bashku, lëreni së pari grupin e parë të gatuhet dhe shtoni pak më shumë zarzavate.

Gatuani për 3 ose 4 orë mbi nxehtësinë mesatare derisa patatet e ëmbla të zbuten.

Grini anët dhe shërbejeni.

Lakër vjollce dhe patate të gatuara ngadalë

PËRBËRËSIT

1 ½ kile patate, të qëruara dhe të prera në copa 1 inç

½ qepë, e prerë hollë

filxhan supë me perime

1 lugë gjelle. vaj ulliri ekstra i virgjer

Piper i zi

½ kile lakër ngjyrë vjollce të freskët, të prerë në mënyrë të trashë

Vendosni të gjithë përbërësit në një tenxhere të ngadaltë, përveç të fundit.

Hidhni sipër disa grushta lakër të purpurt dhe mbushni me të tenxheren e ngadaltë.

Nëse nuk mund t'i përshtatni të gjitha menjëherë, gatuajeni së pari grupin e parë dhe shtoni pak më shumë lakër vjollcë.

Gatuani për 3 ose 4 orë në zjarr mesatar derisa patatet të zbuten.

Grini anët dhe shërbejeni.

Lakra e zier dhe karota

PËRBËRËSIT

1 ½ kile karota, të qëruara dhe të prera në copa 1 inç

½ qepë, e prerë hollë

filxhan supë me perime

1 lugë gjelle. vaj ulliri ekstra i virgjer

Piper i zi

½ kile lakër të freskët, të prerë në mënyrë të trashë

Vendosni të gjithë përbërësit në një tenxhere të ngadaltë, përveç të fundit.

Hidhni sipër disa grushta lakër dhe mbushni tenxheren e ngadaltë me të.

Nëse nuk mund t'i bashkoni të gjitha, lëreni së pari të gatuhet grupi i parë dhe shtoni pak më shumë lakër.

Gatuani 3 ose 4 orë mbi nxehtësinë mesatare derisa karotat të zbuten.

Grini anët dhe shërbejeni.

www.ingramcontent.com/pod-product-compliance
Lightning Source LLC
Chambersburg PA
CBHW071426080526
44587CB00014B/1751